Manual de VETERINARIA natural

Maripi Gadet & Montserrat Peinado

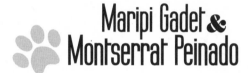

VIDA ALTERNATIVA • EDITORIAL ARCOPRESS
Directora editorial: Isabel Blasco
Diseño y maquetación: Teresa Sánchez-Ocaña

Imprime: GRÁFICAS LA PAZ
ISBN: 978-84-17057-16-9
Depósito Legal: CO-2554-2017
Hecho e impreso en España - *Made and printed in Spain*

A todos nuestros amores peludos que han hecho y hacen que nuestra vida sea enormemente más feliz. Gracias a Kinder, Lisy, Britta, Alf, Sita, Mandy, Jara, Cuco, Zoe, Mari Creu, Gani, Bamba, Bimba, Kash, Roti, Snowy, Barbas, Neska, Patuchas y Mondi.

Especial mención **a todos mis amorosos pacientes** por serlo en el más amplio sentido de la palabra y en especial a Dakota que es el nexo de nuestra fusión «literaria» para cristalizar juntas este libro.

A nuestros hijos Bruno, Alejandro y Mika por ser los motores que iluminan nuestras vidas.

Gracias a Isabel Blasco por apostar por un tema dedicado exclusivamente a los amantes de los animales. Tu humanidad y gran corazón hacen que seas un ser muy especial. Gracias por estar en nuestras vidas.

ÍNDICE

NOTA DE LAS AUTORAS

Este libro se ha escrito con la intención de ayudar en la educación de las familias en el mantenimiento y/o tratamiento de la salud de sus animales, no para reemplazar la consulta a un veterinario o el tratamiento que un profesional te haya indicado.
Las recomendaciones que contiene este libro se basan en las experiencias de las autoras que son expresadas aquí, de forma general, y puede que no sean las oportunas para el caso particular de tu animal de compañía.
Por tanto, si tu animal tiene algún problema de salud debes acudir a tu veterinario de confianza. De ser posible, recomendaríamos alguno que practique y aplique las medicinas complementarias, para así poderle ofrecer a tu animal un tratamiento integrativo.
Dicho esto, ni las autoras ni la editorial se hacen responsables de cualquier reacción adversa que pueda surgir tras la aplicación de las sugerencias, remedios o fórmulas que aquí se describen.

CAPÍTULO 1

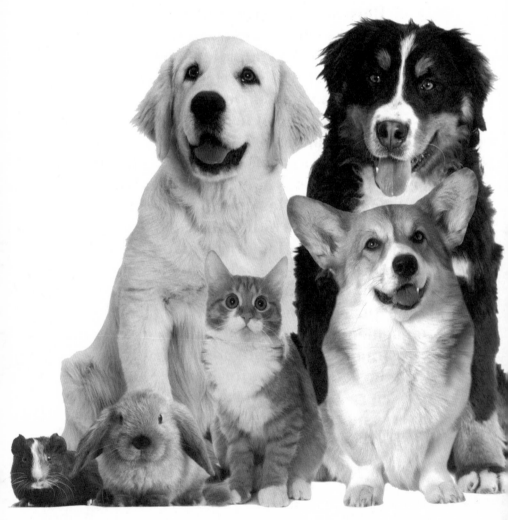

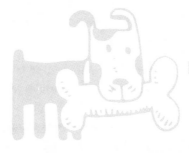

El porqué de este libro de veterinaria natural

Este libro está escrito a modo de sencillo manual. Contiene un abanico de herramientas cuyo propósito es el de brindarte una ayuda para que ese ser peludo y especial con quien convives, viva sano y feliz. Por esa razón estas líneas surgen desde el más profundo amor por los animales.

Estas criaturas sorprendentes son capaces de crear con nosotros, los humanos, estrechos vínculos de proximidad y cariño completamente extraordinarios y beneficiosos. Nos conocen mejor que nadie, nos aman incondicionalmente, nos hacen sentir necesarios, podemos interactuar con ellos y nos enseñan a ser felices con su presencia. Indudablemente, los animales son una escuela de vida. Además, cubren nuestra necesidad vital de estar en contacto con la naturaleza.

Como autoras de este libro, ambas tenemos un punto muy importante en común: desde niñas, nuestra gran pasión ya eran los animales. Ninguna de las dos concebimos un planeta sin la maravillosa compañía de tan hermosos seres vivos. El destino quiso que nos conociéramos para dar existencia a este libro que tienes en tus manos: un completo manual para tener siempre sano y cuidado a tu animal de compañía. En él se fusionan las experiencias profesionales de una veterinaria holística: Montserrat Peinado; con las de una escritora apasionada por la vida sana y natural: Maripi Gadet y su perrita Dakota.

Una preciosa Westy es nuestro nexo de unión. Gracias a ella se forjó nuestra amistad que da por cosecha este texto que esperamos te sea de utilidad. Incluso pensamos titularlo *El manual de Dakota*. Pero…y ¿quién conoce a Dakota? Para nosotras es una adorable, vivaracha y amorosa perrita que nos conquistó y, no sólo eso, sino que nos mostró cómo el camino del cáncer tiene visos desconocidos y compatibles con una gran calidad de vida. En tu caso el protagonista es tu peludo y compañero de vida.

Cuando eres amante de los animales, de la vida natural y de las terapias alternativas es una gran alegría descubrir la veterinaria natural; una opción diferente y necesaria para todos aquellos que somos partidarios de las medicinas no convencionales. ¿Quién no se ha planteado más de una vez tratar a nuestros animales de la misma forma que nos cuidamos nosotros?, ¿con homeopatía, fitoterapia, acupuntura o flores de Bach? En definitiva, con técnicas respetuosas con el organismo. Este tipo de medicinas naturales se centran en la utilización de sustancias de origen vegetal, animal y mineral, que se encuentran en la naturaleza y contribuyen a curar numerosas patologías, tanto humanas como animales.

Las terapias holísticas veterinarias, al igual que las humanas, tienden a no mirar la enfermedad, sino a buscar la salud a través del equilibrio en el organismo. Tienen en cuenta al enfermo como un todo, reconociendo la relación entre los órganos del cuerpo y no las partes de forma independiente. Por ello, incentivan el bienestar general del animal, en vez de combatir una única dolencia. Muchos tratamientos naturales valoran cuidar sus emociones, ya que ellos también las tienen. A menudo se utilizan como método preventivo, facilitando el tratamiento antes de que pueda aparecer la enfermedad. De hecho, la mayoría de los procedimientos se concentran en el origen del problema.

Sin embargo, tampoco debemos subestimar los grandes avances clínicos y, sobre todo, de diagnóstico veterinario. Tanto las terapias integrativas, como la ciencia médica, pueden complementarse en un ambiente proclive de mutuo respeto.

No podemos pretender que tu perro o gato dure 100 años, pero sí que el tiempo que permanezca a tu lado disfrute de una salud que le proporcione calidad de vida. Tampoco es nuestro objetivo que dejes de visitar a tu veterinario; nada más lejos de la realidad…Pero sí que tengas conocimiento de que existen otros métodos complementarios en medicina veterinaria para mejorar la salud de nuestras "mascotas".

En este libro no vas a encontrar un sustituto de tu veterinario. El diagnóstico es imprescindible para la correcta aplicación de cualquier tipo de tratamiento, sea o no natural. El profesional que debe asistir a tu amigo debe ser siempre un veterinario cualificado y de confianza para ti. A partir de ahí, podrás ir a casa a buscar este sencillo manual para incorporar algún tratamiento natural al que te hayan recomendado. La verdadera misión de este libro es la de darte a conocer la posibilidad de combinar diferentes terapias de forma integrativa.

Mi contacto con los animales fue vivencial. Crecí en una familia con perro. Mi inolvidable compañera de juegos de la infancia fue una mimosa gata blanca llamada Rosana; luego vinieron mis compañeros de vida, cuatro adorables peludos: Barbas, Neska, Mondi y Dakota.

En mi familia me trasmitieron el respeto y la pasión por los animales. Enseñanzas que siempre agradeceré, ya que han impreso en mi vida una 'huella animal' de la que me siento muy orgullosa.

Para mí, las «mascotas» son «*perrhijos*» y en el caso de mi adorable conejo es mi «*conhijo*». Los que tenéis animales en casa entendéis perfectamente ese amor. Por ello, intento cuidarles como a uno más de la familia y siempre que puedo con medicinas naturales.

Mi madre, enfermera y de las primeras naturópatas diplomadas en España, dejó en mi la impronta de buscar que todo lo que me rodea sea lo más natural posible. Entiendo la salud como un compendio entre nuestro estado físico, emocional y mental. También creo en las medicinas químicas cuando son necesarias, pero mientras no lo sean, prefiero prescindir de ellas. Digamos que crecí entre productos de fitoterapia, alimentos sanos, agujas de acupuntura y libros de terapias.

Mis *perrhijos* también han crecido bajo la eterna mirada de lo natural, con visitas periódicas al veterinario, por supuesto, pero comiendo alimentos caseros. Puedo afirmar que no me ha ido tan mal: Barbas vivió 17 años, Mondy 16 y Dakota 15. Casi cincuenta años escondiendo a los veterinarios que les alimentábamos con comida casera, pues parecía que estábamos haciendo algo irresponsable. Sin embargo, y aunque a veces te sientes extraña por inseguridad, por los eternos miedos o dudas, estoy convencida de que la alimentación natural es la mejor opción.

No soy veterinaria, pero durante todos estos años he puesto en práctica un montón de remedios naturales, como: cataplasmas de arcilla, aceite para el estreñimiento o miel en las heridas. Siempre con óptimos resultados, con lo cual, si algo te funciona bien, ¿para qué cambiar? Por supuesto, cuando ha habido una cirugía, como es obvio, he acudido al mejor veterinario que ha estado a mi alcance. Porque como en todo en la vida, profesionales los hay más buenos, menos buenos y regulares. Y es en esa búsqueda del veterinario «perfecto» fue cuando me cruce con Montse.

A mi westy de 12 años le apareció un tumor, que con tal mala suerte fue diagnosticado como cancerígeno. Busque un veterinario especializado, uno de los mejores oncólogos para animales, pero estaba dando clases en una Universidad de EE.UU y no vendría a España hasta trascurridos seis meses. Era demasiado tiempo para esperar. Seguí buscando y buscando y encontré una clínica veterinaria con especialistas en acupuntura, medina china, homeopatía y demás terapias naturales. No me lo podía creer, ¡justo lo que hacía años que estaba buscando! Y hasta allí fuimos con Dakota.

Desde ese momento, se acabó la veterinaria convencional en mi familia peluda. Por supuesto que las vacunas obligatorias las cumplo a rajatabla, confieso que con no demasiada ilusión, pero mis animales están vacunados. Montse se puso al cargo de la salud de Dakota. Se trataba de darle calidad de vida el tiempo que le quedara y frenar el proceso degenerativo. Pusimos en práctica todas esas «cosas raras» que para mí son normales: «bolitas» de homeopatía, polvos de plantas, flores de Bach, acupuntura...

Gracias a todos estos cuidados Dakota vivió felizmente otros dos años y medio más y con buena calidad de vida. ¿Qué hubiera pasado con la veterinaria convencional? No lo sé, pero por de pronto, con su edad y sus kilitos de más al ser una perrita de «sofá», quizás ni hubiera superado la intervención quirúrgica. Así que, creo que tomamos la decisión acertada y me siento afortunada de que Montse apareciera en nuestras vidas. ¡Gracias Montse!

Por ello, se me ocurrió la idea de compartir con vosotros, con los amantes de los perros y de la vida sana y natural mis experiencias y aprendizaje continuo. Solo espero que os sean tan útiles como lo son para mí.

Montserrat Peinado también creció rodeada de animales en casa y en el campo de su familia. Los adoraba y los cuidaba con devoción desde pequeña. Hoy día lleva más de 20 años viendo pacientes que acuden a su consulta acompañados de sus familias. Cada mañana, desde el día de San Miguel del año 1992 en el que se licenció en la Facultad de Veterinaria de Córdoba, se siente afortunada por poder ejercer una profesión que le apasiona, y así desarrollar su vocación. A los pocos años de haber iniciado su práctica diaria, usando como herramienta la que le habían dado en la Universidad, o sea, la medicina convencional, comenzó a sentir que algo no le acababa de convencer. Los diagnósticos se quedaban en simples valores numéricos de un laboratorio o imágenes de una radiografía, y la mayoría de los tratamientos únicamente paliaban los síntomas, sin ir más allá en la búsqueda del origen real de la enfermedad.

Un buen día, el farmacéutico llamado Miguel Cano, gran profesional en su campo, serio y emprendedor, escuchó a Montse hablar un poco angustiada por este tema y le dijo: «A ti te encantaría la homeopatía», mientras le entregaba un tratado de esta novedosa medicina. Ese fue el primer paso en su vida hacia una nueva carrera: la búsqueda sin fin de otro tipo de medicina veterinaria, donde cada paciente tiene una historia particular, una familia, una forma de sufrir sus dolencias y, por tanto, merece un tratamiento individualizado, a su medida, y que -¡por supuesto!- tenga en cuenta las emociones y experiencias vitales de cada uno de estos maravillosos seres.

A raíz de aquel descubrimiento vinieron más. Se abrieron las puertas de las –llamadas por aquellos tiempos- Medicinas Alternativas y comenzó, allá por al año 1996, a formarse en la International Asociation of Veterinary Homeopathic (IAVH). Allí conoció a compañeros con los que compartía las mismas inquietudes, y fue ampliando conocimientos sobre flores de Bach, Medicina Veterinaria Tradicional China y Fitoterapia, entre otras. Así años más tarde, tras una intensa formación en todos estos campos, se lanzó a la aventura empresarial de abrir un centro de medicina veterinaria integrativa.

En muchas ocasiones llegaron animalitos desahuciados por sus veterinarios, como el caso de Jedi que padece un tumor intracraneal y llegó con su «mami» en búsqueda de alguna otra opción que no le hiciera sufrir como lo hacía la quimioterapia y tras varias sesiones de acupuntura y fitoterapia se redujo en un 70%. En otras situaciones las familias decidían probar con estas opciones naturales sin el apoyo de su veterinario habitual, pero convencidos de hacer lo mejor por su compañero, como es el caso del paciente Rocco y sus nueve crisis de epilepsia diarias, que llegaron a desaparecer. Y en la mejor de las circunstancias, vinieron remitidos por su veterinario de confianza que, admitiendo que la medicina convencional tiene ciertos límites, decidía considerar como opción la de integrar su tratamiento con las medicinas no convencionales, como por ejemplo el caso de Nica y su enfermedad neurológica degenerativa que la llevó a estar tetrapléjica y en un mes, gracias a la acupuntura, pudo volver a caminar y librarse de la eutanasia.

Para hacerlo muy práctico, hemos organizado el texto en sencillos capítulos según el tipo de terapia que quieras consultar.

¡Tu vida y la de tu peludo están a punto de cambiar!

CAPÍTULO 2

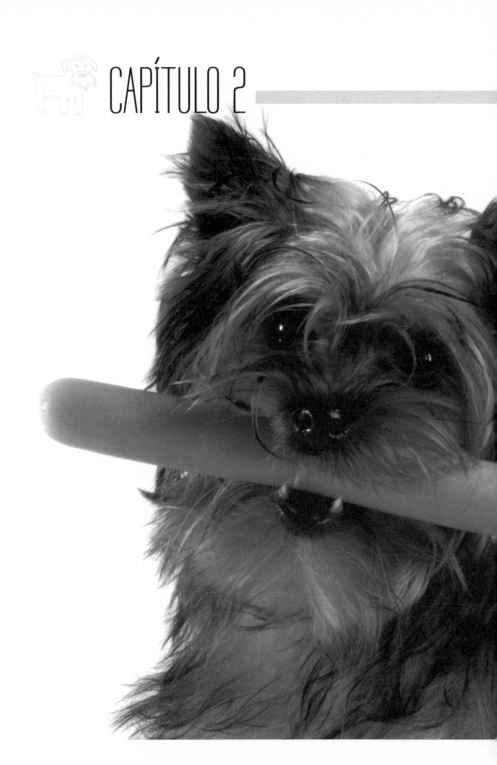

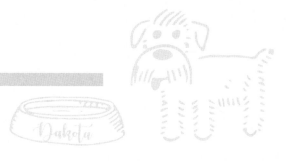

Alimentación natural

¿Quién duda de la importancia de una alimentación de calidad para mantener una vida sana? ¿Tienes el convencimiento de que le das a tu perro, gato o conejo la mejor comida? ¿Te sientes culpable de darle un trozo de manzana a tu perro y lo haces a escondidas? ¿Te has planteado alguna vez cambiar la alimentación de tu animal y dejar los piensos comerciales?

Como no podía ser de otra manera, este manual ha de empezar hablando sobre la alimentación de nuestros perros y gatos. Tras leer este capítulo entenderás cómo ponemos en práctica la máxima de Hipócrates, padre de la medicina, que dijo: «Que tu medicina sea tu alimento, y tu alimento tu medicina».

Mucho hay investigado, invertido, escrito y mitificado, por lo que la visión que pretendo aportar espero que os sea útil, y sobre todo, práctica.

Los animales con los que compartimos casa en la actualidad suelen ser perros, gatos, hurones, conejos, reptiles y aves, mayoritariamente, (perdonadme si no he mencionado aquí vuestro animal de compañía). El manual que tienes en tus manos habla sobre perros, gatos y conejos. Es ventajoso agrupar, para simplificar, estos animales en dos grandes bloques: carnívoros y herbívoros. En la siguiente tabla se aprecian las diferencias existentes respecto a su aparato digestivo, anatomía y digestión:

CARNÍVOROS	HERBÍVOROS
Comen carne	Comen hierba
Colmillos afilados para desgarrar	Colmillos rasos para cortar hierba
Incisivos en punta para desgarrar	Incisivos planos para cortar hierba
Molares en cuchilla para cortar carne	Molares planos para moler
Cortan y tragan casi sin masticar	Mastican mucho su comida
Maxilar inferior respecto al superior solo permite movimientos verticales, no laterales ni arriba/abajo	Maxilar inferior respecto al superior. Permite movimientos hacia delante, laterales y arriba/abajo
Saliva ácida sin ptialina	Saliva alcalina con ptialina
Orina ácida	Orina alcalina
Secreción de uricasa renal (excepto Dálmata)	No secreción de uricasa renal
Aparato digestivo corto y simple	Aparato digestivo largo y complejo
No necesitan fibra para estimular peristaltismo	Necesitan fibra para estimular peristaltismo
pH estomacal de 1 o menor	pH estomacal de 4-5

Tras leer la información contenida en esta tabla, es posible que ya te empieces a plantear dudas sobre el formato en que le presentas a tu perro, gato o conejo sus croquetas de pienso. ¿¡Ha sido concebida su boca para alimentarse con un tipo de comida seca y con ese «diseño»!? Evidentemente, la respuesta es NO. ¡De igual modo iríamos respondiendo con más noes a las sucesivas preguntas relacionadas con la anatomía del aparato digestivo de nuestros peludos!

Las digestiones de los carnívoros (si comen carne, huesos, vísceras y piel) son cortas, por lo que si añadimos un extra de hidratos de carbono (cereales presentes en la mayoría de piensos comerciales), estaremos ralentizando su digestión, provocando fermentaciones innecesarias, que a la larga provocarán en ese tubo digestivo una serie de inflamaciones que se harán crónicas (la tan frecuentemente diagnosticada IBD o enfermedad inflamatoria intestinal crónica, casi desconocida hace 25 años...y no porque no se pudiera diagnosticar, ¡sino porque los perros se alimentaban de otra manera!).

Hay que añadir a estos efectos de la alimentación comercial el hecho de que el páncreas se ve forzado a segregar más insulina de la que debería cuando, en el caso de los carnívoros, la glucosa la extraen del metabolismo de las proteínas de origen animal; por lo que deduzco que aquí tenemos una de las posibles razones del aumento de casos de diabetes en perros y gatos en los últimos años.

Otro tema a debate es el exceso de «chuches» y premios que hoy día reciben nuestros *perrhijos* y *gathijos*. Sobre todo me refiero de nuevo a las dudosas materias primas usadas en su fabricación. Cuidado, además, con el exceso de calorías. En mi opinión es mucho más saludable darles trocitos de manzana o de pollo hervido, así sabes lo que les estás dando, ¿no crees?

Sobre la alimentación natural hay mucha información publicada y de muy diversa índole, y desde luego no comparto la totalidad de la que hay colgada en internet, ya que he comprobado los efectos secundarios en mi consulta: diarreas y/o estreñimientos, impactaciones por exceso de alimentación con huesos, deficiencias alimentarias, problemas de piel y un sinfín de síndromes asociados a una mala alimentación.

De moda está la dieta llamada BARF® (siglas de *Biologically Appropiate Raw Food,* en español Comida Cruda Biológicamente Apropiada), que consiste en una mezcla de alimentos todos crudos incluyendo huesos. Como todo lo radical me parece incorrecto, y más aún si se anuncia como la solución a todos los problemas de salud para perros y gatos, algo que como podéis imaginar no es del todo cierto.

He conocido casos en los que esta dieta ha regulado algún padecimiento crónico digestivo y algunos otros en los que los ha empeorado. Lo ideal es buscar una fórmula «perronalizada» para cada caso, y desde luego asumir un periodo de adaptación. Por tanto, mi opinión al respecto de Barf® es dependiente del caso en concreto, lo cual implica un conocimiento de cada animal a nivel energético y vital, y desde luego, en los casos de animales muy nerviosos o glotones, es muy peligroso poner a su disposición huesos grandes que pueden tragar sin haber masticado o roído lo suficiente. Por otro lado, el hecho de presentar los alimentos crudos proporciona al animal carnívoro por naturaleza, una sensación natural y de disfrute al usar sus potentes mandíbulas y piezas dentales desgarrando la pieza de carne y royendo los restos pegados al hueso. De igual modo resulta bastante natural ofrecer las verduras crudas (tal cual estarían en los estómagos de sus presas herbívoras) y una nutrición carente de cereales, tan presentes en los piensos comerciales y antinaturales.

El tema del pienso está candente en la actualidad y genera polémica, sobre todo por los intereses económicos que hay creados al respecto. Desde que inicié mis estudios en la facultad, nos fueron programando a todos los aspirantes a veterinarios para pensar que lo mejor para los animales, tanto de compañía como de producción, (ahí ya sospechaba de una analogía extraña) era el pienso. Así, según correspondía en el programa de estudios, nos enseñaron formulación nutricional, pero realmente estábamos convencidos de que en nuestra práctica diaria no nos sería necesario usarla, sino más bien encontrar una buena marca de pienso que recomendar a las familias que nos consultaran en la clínica.

Así fueron pasando los años, vino el boom de los piensos, empezaron a venderlos por doquier, hasta en las gasolineras (antes sólo en las tiendas especializadas, no sé si recuerdas). Comencé a mosquearme por la gran diferencia de precio existente entre las marcas «baratas» y las llamadas «superpremium» y decidí visitar dos fábricas de marcas de pienso de las citadas características (evidentemente, sus nombres serán algo secreto que aquí no puedo desvelar). Allí, in situ, descubrí que verdaderamente la diferencia de precio no era en vano, sino que los ingredientes, el sistema de producción, los controles de calidad, el famoso I+D e incluso la red de transporte y almacenamiento estaban reflejados en los precios. Los ingredientes que se utilizan en la producción de algunos piensos (sobre todo los baratos) son derivados de despojos y restos que no son aptos para consumo humano: picos, plumas, patas, cuernos, animales decomisados o enfermos que no han sido sacrificados en el matadero, cadáveres, etc., que de este modo son aprovechados y comercializados (con lo que no se convierten en residuos complicados y caros de gestionar para las empresas del sector alimentario). En esa etapa tomé conciencia de que todo era un negocio, un negocio muy importante y en plena expansión, del que además fui cómplice sin imaginar —todo sea dicho— los desastrosos efectos secundarios que esta (tan antinatural alimentación) iría provocando a lo largo de la vida de nuestros amados animales.

Y fueron años más tarde cuando, al estudiar Medicina Veterinaria Tradicional China (MVTC), se me mostró de una manera indiscutible y con argumentos milenarios, cómo al organismo de un carnívoro no se le puede alimentar a base de bolas y croquetas deshidratadas y secas, y cómo a un herbívoro tampoco, a no ser que la meta sea el bien humano en vez del bien animal.

Por esa razón comencé a desligarme de la venta de piensos, me propuse ser más coherente y decidí estudiar Dietoterapia según los fundamentos de la sabia y milenaria Medicina Tradicional China, y desde entonces recomendaba a todos mis pacientes que, como mínimo, pusieran a remojo las «bolas» de pienso antes de ofrecerlas para comer. De esa manera, al menos el alimento se asemeja más a una presa jugosa recién cazada, o a un pasto fresco recién mordido, que es para lo que están diseñados los sistemas digestivos de nuestros perros, gatos o conejos respectivamente.

Asimismo, comencé a aplicar mis conocimientos en las consultas y fui elaborando recetas de alimentación natural individualizadas para cada paciente, arduo trabajo tanto para el veterinario como para las familias que se ponen a la tarea de cocinar. ¿No habrías pensado que en el capítulo de alimentación natural iba a decirte que le dieras las sobras de tu comida, verdad? Cambiar de alimentación a tu animal es algo sencillo y complejo a la vez, y por supuesto algo que hay que hacer de forma progresiva, a modo de tránsito y siempre guiado por un profesional veterinario.

Para alimentar de forma natural y correcta a nuestro animal, hemos de tener en cuenta parámetros tan importantes como la especie, la raza, la edad, la complexión, el ejercicio diario, así como el estado sexual y de salud de cada uno. Teniendo en cuenta todo esto se elabora una receta base a partir de la cual se pueden hacer modificaciones. Pero la combinación y cantidad de alimentos debe ser bien calculada por un veterinario experto en nutrición, para no cometer errores que puedan poner en peligro su salud. Normalmente se añaden algunos suplementos nutricionales que balancean la fórmula y la hacen completa (estos suelen ser del tipo de ácidos grasos esenciales, vitaminas o calcio).

Los ingredientes para perro/gato que se recomiendan son carnes, vísceras, pescados, huevos y algunas verduras/frutas (que evocan el contenido gástrico que su presa tendría en el estómago), exceptuando cebollas y uvas. Raramente añadimos cereales o en muy pequeña cantidad. En el caso de los conejos nos basaríamos en el heno, frutas y verduras. Veamos un resumen de ejemplos recomendables en la siguiente tabla:

	PERRO	GATO	CONEJO
CARNE VÍSCERAS HUESOS	Ternera, buey, pollo, pavo, conejo, cordero, corazón, riñón, hígado rumen, patas de pollo, hueso de rodilla	Ternera, buey, pollo, pavo conejo, cordero molleja, corazón/ higadito de pollo	
PESCADO	Salmón, sardina, merluza, atún, caballa, pulpo	Salmón, sardina, merluza, atún, caballa, marisco	
VERDURA HORTALIZA	Zanahora, nabo, patata, apio, calabacín, brócoli, remolacha, germinados	Brócoli, canónigos, germinados	Calabaza, calabacín, zanahoria, hoja de remolacha, apio, pimiento rojo y verde, espinaca, acelga, col, alcachofa, judía verde, pepino
FRUTA	Sandía, melón, pera, naranja, manzana, plátano	Sandía, melón, pera, manzana	Pera, manzana, piña, sandía, mango, uva, melocotón, cereza, fresa, papaya
CEREAL LEGUMBRE	Arroz, avena, garbanzos, lentejas, azuki	Arroz, avena	Heno, trigo, cebada, copos de avena

Las proporciones de cada grupo serán calculadas por el veterinario que nos elabore la dieta para nuestro animal, así como la forma de prepararlos, ya que dependiendo de la edad, época del año y estado de salud se podrían ofrecer los alimentos crudos (recomendable en el caso de animales jóvenes, nunca en los ancianos o debilitados), al vapor o hervidos, incluso ligeramente a la plancha o asados (nunca fritos).

Una vez establecida la receta, si hemos elaborado comida para varios días (algo muy práctico y aconsejable), procederemos a refrigerarla o congelarla. Lo que no debemos hacer es ofrecer la comida a bajas temperaturas, pues el estómago de nuestro perro es un órgano interno que está a más de 39-40° C y le produciríamos un choque térmico nada aconsejable. Por tanto, siempre hay que atemperar la comida antes de dársela.

Para terminar este capítulo, os dejo algunas recetas:

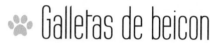 Galletas de beicon

• **Ingredientes:**

-3 lonchas de beicon troceadas.

-1 huevo.

-1 cucharada de sirope de ágave.

-3 cucharadas de agua.

-1/3 de taza de crema de cacahuete.

-1 taza de harina de arroz.

-½ taza de germinados de trigo.

• **Elaboración:**

1. Precalentar el horno a 280°C y preparar las hojas de papel de hornear.

2. Saltear las tiras de beicon, retirarlas una vez hechas y reservar la grasa. Dejar enfriar unos 3-5 minutos.

3. Añadir el huevo, la crema de cacahuete, el agua y el sirope a la grasa del beicon y mezclar bien.

4. Añadir a lo anterior la harina con el germinado y las tiras de beicon crujientes. Mezclar.

5. Estirar en una capa de 1 cm de grosor y cortar con moldes según la forma deseada.

6. Hornear 12-15 minutos hasta que estén doradas.

7. Dejar enfriar y...administrar cuidadosamente ¡pues se vuelven locos!

❀ Snack de cereales

• **Ingredientes:**
-Dos tazas de harina integral.
-100 g de salvado de avena.
-50 g de manteca.
-Un puñado de nueces o avellanas peladas.
-Caldo concentrado de carne.

• **Elaboración:**
Mezcla todos los ingredientes. Añade poco a poco el caldo de carne hasta conseguir una masa uniforme. Da forma a las galletas con un molde con forma de hueso. Precalienta el horno a 200 grados y en diez o doce minutos estarán listas para deleitar a tus «amiguitos» caninos.

❀ Galletas de pescado para gatos

• **Ingredientes:**
-Una lata pequeña de caballa o atún.
-60 g de harina de trigo integral.
-40 g de sémola de maíz.
-50 g de harina de arroz.
-50 g de mantequilla.
-Una clara de huevo.
-Dos cucharaditas de levadura de cerveza.

• **Elaboración:**
Retira las posibles espinas que pudieran quedar en la conserva de pescado. Tritúralo y mezcla con las diferentes harinas, la mantequilla y el huevo. Amásalo agregando una o dos cucharaditas de agua, hasta que quede una masa fina. Deja reposar la masa durante media hora en un lugar fresco. Extiende la masa en una capa de medio centímetro de grosor. Recorta las futuras galletas con un cortapastas. También puedes hacer pequeñas bolas de masa, a modo de canicas. Coloca las galletas espaciadas en la bandeja del horno. Hornea durante 15 minutos.

La mejor forma para conservarlas es colocando raciones en bolsas individuales que después puedas congelar. En el frigorífico, si las guardas en un envase hermético y opaco, te pueden aguantar hasta diez días.

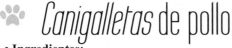 Canigalletas de pollo

• **Ingredientes:**

-200 g de pollo asado o hervido en trozos y sin huesos.

-100 g de harina integral.

-50 ml de aceite de girasol.

-1 taza de copos de avena.

-1 huevo batido.

-1 cucharada tamaño de café de levadura de cerveza.

• **Elaboración:**

Obtén una masa mezclando perfectamente todos los ingredientes. Extiende la misma y da forma a tus galletas. Hornéalas en el horno precalentado a 180 grados. Tras 15 minutos estarán listas para hincarlas el diente. Ofrece a tus perros las galletas cuando estén frías.

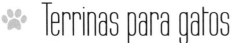 Terrinas para gatos

• **Ingredientes:**

-200 g de carne picada de ternera o pollo.

-1 latilla de atún.

-50 g de hígado de pollo.

-2 zanahorias cocidas y una patata.

-2 huevos.

• **Elaboración:**

Para hacer este guiso gatuno vamos a utilizar diferentes ingredientes, con la finalidad de que sea un alimento completo, rico en vitaminas, ácidos grasos, taurina, omega 3 y 6 y proteínas. Puedes utilizar restos de carne que tengas en casa y estén en perfecto estado. Pasa por la sartén, sin aceite, la carne de pollo junto con los higaditos. Añade las verduras hervidas, el atún y los huevos. No lo cocines durante mucho tiempo para no perder calidad nutricional. Haz raciones individuales y consérvalas en tu congelador.

❧ *Doggy* -galletas de fresa

• **Ingredientes:**

-90 ml de leche de almendras.

-1 huevo.

-200 g de harina integral.

-50 g de copos de avena.

-1 cucharada de mantequilla derretida sin sal.

-6 fresas.

• **Elaboración:**

Mezcla todos los ingredientes, menos las fresas, hasta que quede una pasta homogénea. Añade las fresas troceadas en cachitos muy pequeños. Extiende la masa y córtala en cuadraditos pequeños. Precalienta el horno a 180 grados y hornea durante 20 minutos.

❧ Corazones de san Valentín

• **Ingredientes:**

-150 g de harina integral.

-100 g de harina de avena.

-2 cucharadas de crema de cacahuete.

-125 ml de agua.

-2 cucharadas de aceite de girasol.

-1 cucharada de miel.

-1 pizca de levadura.

• **Elaboración:**

Esta receta casera es muy sencilla. Mezcla los ingredientes secos, añade los líquidos hasta conseguir una masa dúctil. Estira la masa con un rodillo y córtala con un cortador en forma de corazón. Pon un papel antiadherente en la bandeja del horno a 180° y coloca encima las pequeñas galletitas. Transcurridos 20 minutos retíralas del horno y deja que se enfríen. Guárdalas en un recipiente seco y ya tienes unos ricos premios exentos de grasas, colorantes y saborizantes artificiales.

Galletitas de Halloween

• **Ingredientes:**
   -1 Taza de crema de calabaza.
   -2 lonchas de beicon.
   -1 cucharada sopera de aceite vegetal.
   -Media taza de avena en copos.
   -2 tazas de harina integral.

• **Elaboración:**

Están hechas con calabaza, por ello son perfectas para estas fechas, aunque como les gustan tanto se pueden hacer durante todo el año. Cuece la calabaza sin sal y tritúrala con poco caldo. Mezcla en un recipiente la pasta de calabaza, el aceite, la harina y la avena. Amasa la mezcla, si está demasiado espesa puedes añadir, poco a poco, el caldo de cocer la calabaza. Trocea el beicon. Amasa todos los ingredientes, deja reposar 10 minutos y estira la masa con un rodillo. Dale forma a tus galletas con un corta pastas, o bien córtalas en cuadraditos con un cuchillo. Hornea durante 15 minutos a 180º y ¡¡listas para mordisquear!!

Paella canina

• **Ingredientes:**
   -1k de carne de pollo picada.
   -1 pechuga de pavo.
   -100 g de higaditos de pollo.
   -1 corazón de cordero.
   -1 taza de arroz integral.
   -Media taza de guisantes.
   -2 zanahorias cocidas.

• **Elaboración:**

A los perros les encanta el arroz con carne, así que si quieres darles una comida especial, prueba a poner en práctica esta sencilla receta. Para ello, has de cocer las zanahorias y los guisantes en agua sin sal. Corta las verduras en trocitos pequeños. Cuece las carnes y trocéalas en cachitos. Utiliza el caldo de las carnes para cocer el arroz. Mezcla todos los ingredientes y prepárate para recibir un montón de besos de tu perro, ¡le va a encantar! Prepara diferentes porciones y guárdalas en tu congelador, así estarán listas para servir en cualquier momento.

🐾 Galletas de hígado para perros

• **Ingredientes:**
-1 kg de hígado.
-1 manzana sin piel.
-750 g de harina.
-2 cucharadas de aceite de coco.
-1.5 litros de agua.

• **Elaboración:**
Hierve los hígados troceados y sin sal. Retira y conserva el resto de caldo. Añade la harina y la manzana rallada. Incorpora caldo hasta conseguir una masa lo suficientemente espesa como para que se pueda amasar. Extiende en una capa de medio centímetro. Corta en pequeñas porciones y hornea durante 25 minutos a 180º.

🐾 Pastel *happy-cat*

• **Ingredientes:**
-6 cucharadas de harina integral.
-2 latillas de atún en conserva.
-6 mejillones.
-2 o 3 gambas.
-3 huevos crudos.

• **Elaboración:**
Mezcla y tritura todos los ingredientes hasta que te quede una pasta con mucho olor a pescado. Vierte sobre un molde e introduce en el horno durante 15 minutos a 180º.

Después de invitar a tu gato a esta tarta de cumpleaños, se pensará seriamente si darte el privilegio de que tú seas durante un día el rey de la casa.

Albóndigas de zanahoria

• **Ingredientes:**
-750 g de carne picada de ternera.
-1/2 taza de copos de avena integral.
-2 zanahorias.
-1 huevo.

• **Elaboración:** Hierve la zanahoria y trocéala. Añade la avena hasta que veas que el caldo se absorbe. Agrega la carne picada. Por último, añade el huevo. Cuando la mezcla esté fría, impregna tus manos con aceite de coco o de girasol y haz las bolitas con el preparado. Coloca las bolitas sobre una bandeja de horno a 180 grados. Trascurridos 15 minutos retíralas y comprueba que estén bien pasadas. Puedes guardarlas en el congelador para disponer de ellas cuando te sean necesarias.

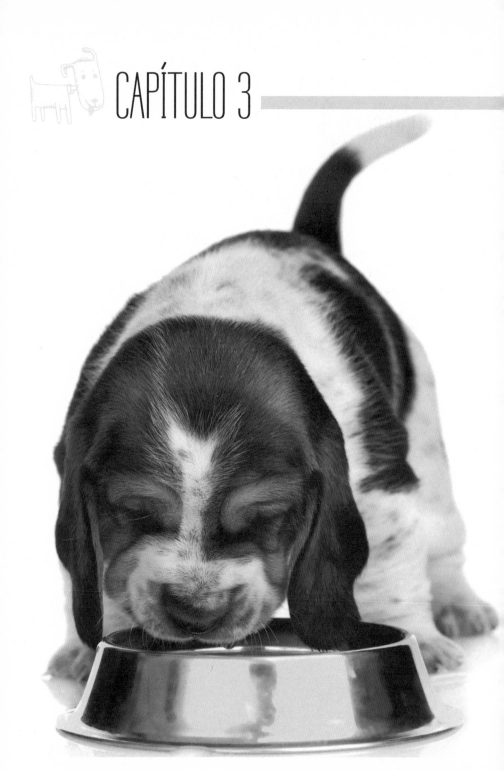

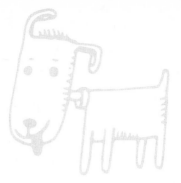

CAPÍTULO 3

El agua y cómo mejorarla

Tanto los humanos como los animales dependemos en gran medida de lo que comemos, bebemos y respiramos, también de lo que pensamos y sentimos. Nuestras células se recargan con los líquidos que ingerimos. Por ello, es necesario obtener una correcta hidratación para mantener un buen estado de salud, ya que el 60-70 % del peso corporal de un perro o un gato adulto es agua, siendo en el caso de los cachorros hasta del 80 %. Casi dos terceras partes de este agua se encuentran en las células, mientras que el resto conforma los espacios intercelulares, la sangre, las secreciones glandulares, el líquido sinovial y cefalorraquídeo. Además, el agua es necesaria para llevar a cabo la mayoría de las funciones orgánicas del animal, fundamentales para su vida y su desarrollo físico y mental.

El proceso de sudoración de los perros y gatos es completamente diferente al de los humanos. Los perros y los gatos apenas sudan, ya que únicamente poseen glándulas sudoríparas en sus almohadillas plantares. Generalmente estos animales regulan su temperatura a través del jadeo. Evaporan mucho líquido con este sistema de refrigeración y como consecuencia han de disponer de agua suficiente, sobre todo durante las épocas de calor. En contraposición, si ves a tu gato jadear, es un signo grave de insuficiencia respiratoria, por lo que has de llevarle inmediatamente al veterinario.

La temperatura del agua ha de ser natural o fresca, nunca fría de la nevera, ni caliente por llevar demasiado tiempo al sol. En los días soleados coloca su bebedero a la sombra y recuerda cambiar el agua una o dos veces al día, así como lavar el recipiente a diario. Los cambios bruscos de temperatura generan choques térmicos en el sistema digestivo del animal y pueden desencadenar patologías estomacales. Por ejemplo, en situaciones de calor extremo, tras el ejercicio o la comida, el agua fría puede producir vómitos y diarrea. Cuando salgáis de paseo lleva una botella con agua limpia y fresca. Si entrenas con él, reduce la cantidad de tiempo de los ejercicios en días muy calurosos. Y durante los viajes largos haz paradas para darle agua. Si conviven varios animales en tu casa vigila que no haya competitividad entre ellos por el recipiente de agua, sobre todo en climas cálidos, ya que el agua puede convertirse en un bien por el que poder pelear. Si una de tus mascotas tiende a ser dominante, coloca varios bebederos y en distintos lugares.

Tu animal necesita agua a diario para eliminar toxinas y para que sus órganos funcionen correctamente. La cantidad necesaria depende de varios factores como son: edad, tamaño, raza, actividad física, tipo de alimentación, clima y temperatura exterior, enfermedades, medicación, gestación y lactancia. Se calcula que lo ideal es que ingiera entre 50 y 100 mililitros de agua por kilo de peso, por lo que es recomendable monitorizar la ingesta diaria, es decir, controlar lo que bebe cada día midiendo el volumen de su bebedero, y tras 24 horas controlar lo que queda. Procura brindar agua a tus peludos en un recipiente grande, como dice el refrán «es mejor que sobre a que falte». Evitarás que el animal pase sed en el caso de que se haya terminado el contenido, si su recipiente es pequeño. Parece ser que el hecho de llenar hasta arriba el bebedero genera un estímulo conductual en el animal que le impulsa a beber. Si consideras que no bebe bastante, prepárale un delicioso caldo de carne sin sal, le hidratará sabrosamente. Es muy importante que acudas al veterinario si observas cambios en la cantidad de líquido que ingiere (tanto por exceso como por defecto) o en el color y olor de la orina que excreta. Las variaciones en la intensidad de la sed pueden deberse a una enfermedad renal, diabetes u otras patologías muy serias. Ten en cuenta que vómitos y diarreas pueden llevar rápidamente a un grado importante de deshidratación, requiriéndose un inmediato tratamiento veterinario.

Los cachorros y aquellos animales de edades avanzadas son los más sensibles a la hora de sufrir deshidratación. De igual modo los perros de competición, belleza, *agility* y los de caza están sometidos a altos niveles de estrés físico, dato a tener en cuenta para evitar que tras el aumento de la frecuencia cardíaca y la subida de temperatura corporal pueda llegar a un estado de deshidratación sutil y su salud pueda verse perjudicada. Si tu fiel compañero no está adecuadamente hidratado, la salud de diferentes órganos, como por ejemplo los riñones, puede estar en riesgo. Una de las funciones principales de estos órganos es mantener el equilibrio hídrico y purificar la sangre. Al igual que en los humanos, los riñones ayudan a controlar la presión sanguínea.

Cuando no se ingiere suficiente líquido, el cerebro activa un mecanismo de defensa por el cual el organismo intenta acumular agua y reduce la cantidad de líquido excretada. Como consecuencia, su orina está más concentrada y aumenta la posibilidad de formación de cálculos, insuficiencia renal y otros problemas del tracto urinario, como las cistitis. La falta de agua puede generar también problemas hepáticos. El hígado es un órgano muy activo y sensible al desequilibrio hídrico que podría verse alterado en su correcto funcionamiento. Los síntomas de deshidratación en los perros son entre otros: apatía, encías secas rojas o blancas (un perro sano tiene las encías rosadas y húmedas), respiración acelerada o dificultosa, orina con un olor fuerte y color muy oscuro, hocico seco y ojos hundidos.

Ya que la cantidad y calidad de agua tienen un efecto directo sobre la salud de un animal veamos cómo podemos mejorar estos aspectos tan importantes.

🐾 AGUA DEL GRIFO

El hecho de que el agua salga del grifo totalmente potabilizada para su consumo no es sinónimo de que posea buena calidad. Hay zonas donde el agua del grifo arrastra una enorme cantidad de cloro, cal y otros añadidos procedentes del recorrido por las extensas tuberías. ¿Te has preguntado alguna vez qué contiene realmente esta agua para que en ocasiones su sabor resulte tan desagradable?

Para que el agua sea potable es necesario someterla a un proceso de desinfección con cloro, capaz de eliminar gérmenes, bacterias, parásitos y virus. El cloro contiene algunos compuestos tóxicos como cloroformo, bromoformo, bromodiclorometano o dibromoclorometano que a la larga pueden afectar a los riñones de nuestros animales. Además, el agua también puede contener otras sustancias nocivas como: nitratos, restos de pesticidas, fertilizantes, medicamentos... Por otro lado, algunas infraestructuras de transporte y potabilización de aguas públicas no se renuevan desde hace demasiados años, aportando al agua que circula por ellas componentes poco beneficiosos para nuestra salud y la de nuestros animales de compañía.

Algunos hogares están provistos de mecanismos para evitar todos estos aspectos negativos, tales como filtros de carbón activo que retienen el cloro e incorporan una función antibacteriana, sistemas de ósmosis inversa que limpian el agua de todos los agentes químicos y descalcificadoras que eliminan la cal. Algunos dispositivos alcalinizan e ionizan el agua convirtiéndola en un potente y natural antioxidante, con capacidad para ayudar al organismo del animal a eliminar los desechos ácidos que produce el proceso natural de la digestión. Contribuyen a favorecer la producción de oxígeno, ayudando a combatir los radicales libres y corrigiendo a su vez el equilibrio ácido/alcalino del cuerpo, regenerando las células y combatiendo diferentes signos del envejecimiento celular. Además, su carácter alcalino juega un papel muy importante. Casi todas las enfermedades necesitan un pH ácido para desarrollarse, por ello el cuerpo debe de mantenerse en un pH alcalino para su buen funcionamiento. En este sentido, Otto Warbürg, Premio Nobel de Medicina en 1931, indicaba que "donde hay alcalinidad y oxígeno la enfermedad no puede existir".

El agua mineral embotellada es otra alternativa para quienes consideran que la del grifo no es del todo buena. El agua envasada suele contener menos minerales que la de la red pública de consumo, por lo que *a priori* es mucho mejor para nuestros peludos. Otra opción es recoger agua de un manantial para poder tomarla de buena calidad y sin una carga económica.

No dejes que tu perro o tu gato beban agua de la piscina. El cloro y demás productos químicos que suelen contener son perjudiciales para sus riñones y su sistema digestivo.

Nunca hagas la gracia de dar alcohol a tu mascota. Puede traer consecuencias nefastas, pudiendo llegar incluso a provocarle la muerte. Los estimulantes que contienen el café y el té pueden afectar al sistema nervioso de los animales. Los refrescos azucarados elevan el índice glucémico, produciendo diabetes y otras patologías como obesidad o problemas dentales.

🐾 BEBEDEROS

Los bebederos de última generación incluyen un pequeño motor eléctrico para elevar el agua que, como si de una fuente se tratara, ofrecen el preciado líquido a chorros. Por si fuera poco, algunos incluyen un sistema de refrigeración para proporcionar al animal agua fresquita. Los más interesantes incluyen un filtro que elimina el cloro, cal y exceso de minerales. Su único defecto es que muchos de ellos han de estar cerca de un punto de electricidad y los cables mordisqueados pueden convertirse en una trampa desagradable para tu amigo. Al igual que todos, requieren una limpieza habitual.

Los bebederos con información vibracional y basados en las investigaciones del japonés Masaru Emoto, suelen incorporar al cuenco, generalmente de vidrio, una innovadora tecnología capaz de reestructurar las moléculas del agua, contemplando principios de la geomancia y del feng shui. Estos bebederos se programan utilizando cañones de orgón y todos ellos llevan grabado un cosmograma circular. El programa que se imprime en cada bebedero está compuesto por diferentes informaciones vibracionales que se obtienen de elementos de la naturaleza y que la influencian positivamente. Cuando el agua entra en contacto con el vidrio programado se le transfiere esa información vibracional a través de las oscilaciones electrodinámicas cuánticas de los dominios coherentes del vidrio. Con ellos, se trata de conseguir que su estructura sea más similar a la estructura del agua de manantial.

🐾 AGUA DE MAR COMO TERAPIA

Cuando vayas al mar con tu perro recuerda llevar una botella de agua dulce para darle de beber, pues aunque el agua de mar se viene utilizando desde hace años con fines terapéuticos, la ingesta desmedida de esta agua ocasiona hipernatremia, o lo que es lo mismo, niveles elevados de sal en el cuerpo.

Los tratamientos con agua de mar en perros están de máxima actualidad. Se ha utilizado con éxito para tratar afecciones como trastornos gastrointestinales, renales, respiratorios, tumores y alergias. Los efectos beneficiosos de los tratamientos con agua de mar en perros también han sido exitosos para tratar afecciones cutáneas, heridas y para recuperar y fortalecer el pelo. Gracias a sus propiedades antisépticas y cicatrizantes restaura los tejidos dañados. Sus facultades antibacterianas y antimicrobianas previenen la infección en cualquier lesión sobre la piel. El agua de mar alivia los picores derivados de dermatitis atópica, seborreica, sarna y caspa.

La terapia con agua de mar es una técnica de nutrición celular avalada por sus magníficos beneficios para la salud, contrastados a lo largo de más de un siglo de su práctica en clínica humana. El agua de mar, según constató el prestigioso biólogo y fisiólogo francés René Quinton, tiene una composición casi idéntica al plasma de la sangre, las lágrimas o el líquido intersticial en el que nadan las células de los vertebrados. De ahí que, basándose en la tesis de que el nacimiento de la vida en la Tierra está en los océanos primigenios, se llegara a la conclusión de que el agua marina podría ayudar a recuperar la salud. Está demostrado científicamente que activa el sistema inmunológico, desempeñando un efecto protector que vigoriza el organismo ante virus, bacterias y otros patógenos estacionales. Un maravilloso elemento natural capaz de satisfacer plenamente las necesidades minerales de las células. El agua de mar tomada por los animales en pequeñas dosis a diario es nutritiva y depurativa. Es importante destacar que al tratarse de una terapia es necesario llevar un seguimiento por un veterinario especializado en esta terapia. Puede emplearse como método preventivo, pues al ingerirla mejoraremos el estado de salud general. Se considera un excelente nutriente que contiene gran parte de los minerales de la tabla periódica, contribuye en la absorción de vitaminas y mejora los procesos enzimáticos de las células.

Su recogida para uso comercial se realiza en lugares con una alta estabilidad en la composición de minerales, allí donde se forman grandes concentraciones de plancton, capaz de transformar los elementos minerales no biodisponibles en elementos asimilables para el organismo. Algunas marcas ponen a nuestra disposición agua de mar tratada y envasada para el consumo humano y de nuestros animales. Se puede adquirir en tiendas de alimentación natural, centros terapéuticos y deportivos. Generalmente, son aguas recogidas en lugares con un sublime valor biológico, por lo que poseen elevada cantidad de minerales, oxígeno y compuestos orgánicos. Puedes optar por la versión hipertónica (tal cual sale del mar) o isotónica, diluida en agua dulce. Si vives cerca de mar, la terapia será más económica, siempre y cuando acudas a recoger el agua a una zona donde no haya desagües de aguas fecales, ni zonas de limpieza de barcos. Se recomienda dejarla reposar para que por decantación se deposite la arena. Generalmente, se aconseja mezclar un vaso de agua salada en tres de agua potable.

CAPÍTULO 4

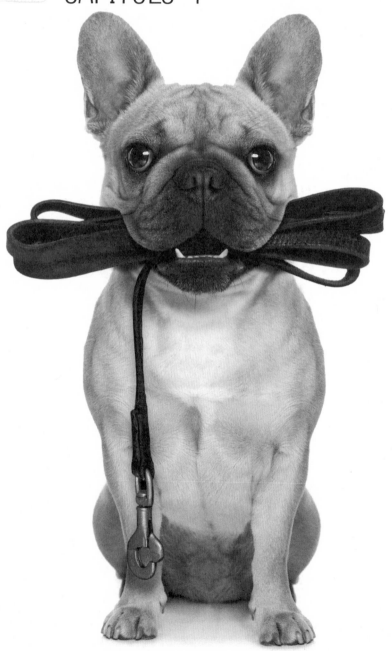

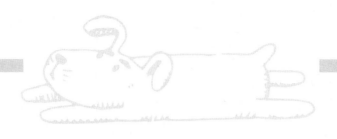

La importancia del ejercicio

Desgraciadamente, el sedentarismo que padece nuestra sociedad en la actualidad ha llegado a nuestros animales de compañía y, de igual manera que para los humanos es insano, para ellos se determina como punto de partida de la mayoría de problemas emocionales que a menudo desembocan en problemas de salud. Ellos son atletas por naturaleza. En los animales de este milenio se habla con excesiva frecuencia de problemas tales como ansiedad, obesidad, diabetes…, y todo está relacionado con el estrés al que les sometemos en muchos casos.

Hace 25 años que ejerzo mi profesión y en este cuarto de siglo se ha multiplicado de forma exponencial la frecuencia de presentación de estas patologías, cosa inimaginable en aquella época en la que me estrené trabajando como veterinaria. ¿Por qué ha evolucionado así la salud animal? Está claro que no hay una única razón, pero me atrevería a indicar como fundamental la falta de ejercicio. No olvidemos que nuestros animales de compañía eran de vida libre en su origen. Así, en el caso del perro *(Canis lupus)*, acompaña al hombre desde hace unos 10.000 años, sin embargo en el caso del gato *(Felis silvestris catus)* su domesticación tan sólo data de unos 3.500 años. Y realmente en el último medio siglo es cuando han comenzado a convivir de forma muy estrecha en nuestros hogares, y la inmensa mayoría en núcleos urbanos. ¿Se habrán adaptado tan rápidamente nuestros amados peludos a semejante cambio sin pagar un elevado coste en su salud?

Generalmente nuestros animales encuentran una comida antinatural en sus platos, a unos horarios fijos, sin días de ayuno de por medio, no tienen que salir a cazar, en general, no viven en manadas de su misma especie, no hay peligros que les acechen por ser depredados y las temperaturas ambientales, así como las horas de luz, son artificiales. Todo esto forma parte de la llamada domesticación lo cual les ha exigido grandes cambios adaptativos a nivel social, emocional, locomotor y digestivo en un periodo de tiempo muy corto. Nuestra responsabilidad respecto a ellos, como compañeros de vida, implica no alterar los parámetros propios de su especie dentro de lo posible. Y eso es un garante de salud, felicidad, longevidad y armonía en la convivencia, tanto familiar como social.

Dentro de los motivos de consulta más frecuentes que he encontrado como etóloga están los generados por destrozos de muebles, ropa, etc. Incidentes habituales que suceden cuando el perro se queda solo durante seis u ocho horas que dura la jornada de trabajo. O las quejas de los vecinos por los ladridos y aullidos constantes. O los marcajes felinos con orina en las cortinas, sofás… Todas estas situaciones no son otra cosa que señales que nuestros animales nos hacen llegar con el ánimo de que entendamos que lo están pasando mal al estar enclaustrados en una casa o piso. Lo que realmente necesitan es salir más a pasear y explorar. El ejercicio es imprescindible en sus vidas. También en casos muy aislados se da la circunstancia contraria, familias en las que se ejercita en demasía al animal, y como todo en la vida, ni el exceso, ni el defecto son saludables.

Ahora bien, si te estás preguntado cómo saber cuántas horas necesita tu perro salir a la calle, hemos de tener en cuenta que hay varios factores que influyen en la respuesta. El primero es, por supuesto, la edad, ya que no necesita ni el mismo tipo de ejercicio ni el mismo periodo de tiempo un cachorro, un adulto o un geronte. También influye la hora del día. La más favorable para ellos sería la mañana, al encontrase recién descansados. Es muy aconsejable levantarse más temprano para así poder dedicarle una hora al comienzo del día a nuestro perro. Sin embargo, a mediodía, y sobre todo en estaciones calurosas, es mejor que la salida sea algo más corta o incluso muy corta en pleno verano para evitar un golpe de calor. Asímismo, es de vital importancia tener en cuenta que el ejercicio lo deben hacer con el estómago vacío, ya que nos arriesgaríamos a que pudieran presentar una dilatación-torsión gástrica.

Otro factor a considerar sería la raza. A la hora de elegir un perro, si lo buscamos de una determinada raza, es de obligado cumplimiento consultar previamente los requerimientos de cada una para reflexionar previamente y dilucidar si podemos cumplir con sus necesidades. Los Dálmatas y los Terriers son perros muy activos, mientras que el Bulldog Inglés es una raza más tranquila.

Ahora que estás leyendo esto y te planteas hacer más ejercicio con tu can, piensa que si tu perro no está acostumbrado a hacer ejercicio en el campo, sino que se trata más bien de un urbanita, no es aconsejable llevarle a una excursión larga sin un entrenamiento previo. Podría agotarse y, además, sufriría una erosión dolorosa de las almohadillas plantares y palmares al no estar preparado para caminar por lugares pedregosos. Debes llevarle al campo poco a poco e ir aumentando progresivamente las caminatas.

Las opciones para hacer ejercicio son muy variadas y saludables tanto para tu can como para ti. Desde las largas caminatas parando a jugar con una pelota, practicar *footing*, ir en bici o nadar, hasta entrenarse para un canicross de competición. Todas ellas están al alcance de la mayoría.

Los requisitos serán siempre los mismos: haber llevado previamente a nuestro peludo a pasar una buena revisión veterinaria para estar seguros de que no padece ninguna enfermedad incompatible con el ejercicio intenso, disponer de agua fresca durante todo el trayecto, elegir las horas adecuadas según la intensidad de la práctica que hayamos elegido, el conocimiento de las ordenanzas municipales y una buena disposición cívica.

Otros tipos de deportes para perros como el *agility,* el *mushing* o el *skijoring* requieren de asesoramiento por expertos. En el caso de los «abueletes» no nos olvidemos de que mantenerles ágiles y entretenidos alargará sus vidas. Nada peor para un perro de avanzada edad que dejarle «aparcado», cosa que perjudicará gravemente su tono muscular, su rango articular y, por ende, su calidad de vida. Con ellos lo ideal es salir a pasear y jugar al ritmo que nos vayan marcando, así como respetar sus paradas de descanso que, como sabios que son, deciden en qué momento necesitan hacer.

Para los gatos *indoor* que no puedan acceder a un patio o jardín es aconsejable proporcionarles recursos y actividades que sustituyan la actividad que harían en el exterior. Podemos usar distintas alturas en casa con lejas o troncos, rascadores en diferentes habitaciones y modelos, juegos interactivos, juegos de caza. Si nuestro gatito no se estresa es posible acostumbrarle a salir de paseo a la calle o al parque con un arnés, para que así pueda trepar por los árboles o saltar por el césped.

Los beneficios no se harán esperar: pérdida de peso, disolución de conductas destructivas o sonoras, estabilidad emocional, aumento de la socialización, mejora de movilidad articular y un largo etcétera.

CAPÍTULO 5

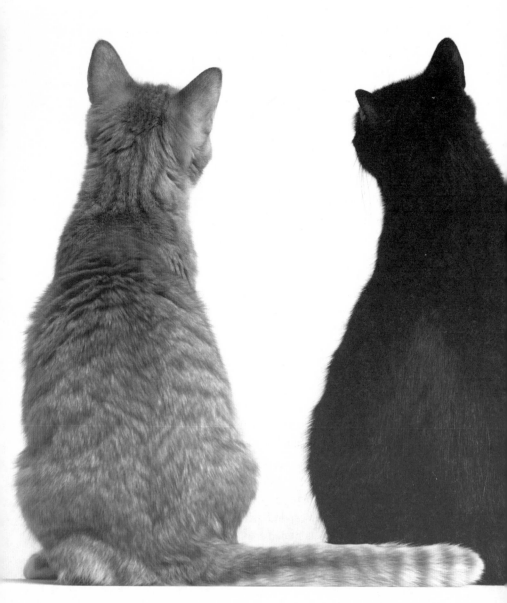

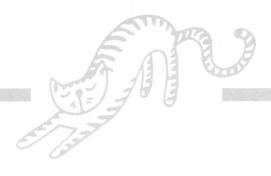

Sexualidad, gestación y parto natural

La sexualidad de nuestros animales es uno de los aspectos que más controversia genera en las familias. A raíz de consultar con el veterinario y éste aconsejar la esterilización, a menudo la familia se plantea en casa si es algo ético y beneficioso para el animal o si es sólo una parte más del «negocio» que quieren hacer con nosotros. En mi particular punto de vista (a través de los ojos de la MVTC) no se debe dar una respuesta generalizada, ya que cada caso es particular y se debería estudiar concretamente la tipología y raza del animal, su carácter, su hábitat, y de ahí sacar alguna conclusión.

Me explicaré mejor con ejemplos. Choco, un macho mestizo de podenco, tenía un problema de incontinencia urinaria y acudió a consulta de MVTC tras constatar que no podía tomar la medicación convencional para tal patología, por los efectos secundarios que le provocaba. Tras estudiar su caso, la conclusión y el diagnóstico resultaron ser una deficiencia de Yang de riñón, donde uno de los síntomas que se suele presentar es la pérdida involuntaria de orina, además de patas frías, heces blandas, etc. En el caso de Choco, que era un perro muy tranquilo, si previamente se hubiera estudiado su caso desde el punto de vista de la MVTC, se habría visto que tenía de antemano una tendencia a sufrir una insuficiencia de Yang de riñón y que, al ser macho, debería haber prevalecido la prevención de la evolución de esa tendencia, conservando sus atributos más Yang, que son los testículos.

Lara, una mestiza de Dálmata que, a pesar de ser hembra era de naturaleza muy Yang, fue castrada y a los meses le cambió el carácter desarrollando una agresividad interespecífica con la otra perra hembra con la que convivía. En este caso al extirpar sus ovarios, fue privada de sus órganos más Yin, por lo que el desequilibrio que ya padecía se pronunció y su tendencia a tener un exceso de Yang en su cuerpo en general se vio exacerbada tras la ovariohisterectomía.

Nano, un macho Shih Tzu muy activo y sexual, de carácter dominante, fue aconsejado castrar y su familia no estuvo de acuerdo. Las posibles consecuencias de no esterilizar a un animal que es sexualmente muy activo, pero no es usado como semental (por lo tanto no cumple con su instinto primario de monta) pueden ser problemas de próstata, de piel, y tumores hormonodependientes. Aún siendo un perrito que estaba muy bien cuidado, tenía leves problemas de salud que no acababan de mejorar, como por ejemplo una otitis externa, la cual era tratada con acupuntura y dietoterapia. En la evolución de su caso se observó un nódulo en los derredores de la piel del ano, que resultó ser un adenocarcinoma relacionado con andrógenos. Se extirpó a tiempo y no ha habido recidivas. Este es uno de los casos donde la castración puede tener efectos de prevención en la salud.

A colación del caso de Nano, os contaré que la idea de que los perros machos pierden el carácter si se castran es un mito. Nano, tras su castración sigue siendo un perro activo, simpático ¡e igual de mandón en su casa! Sólo en casos como el de Choco, la castración sería innecesaria, e incluso yendo más allá, diría que perjudicial. Y respecto al carácter, sí que está contraindicada la castración en hembras agresivas ya que, por la misma razón que comenté en el caso de Lara, podría empeorar esta agresividad.

Ha de prevalecer siempre el sentido común, por lo que si en casa tenemos un macho y una hembra conviviendo es necesario tener una planificación familiar si no queremos acabar con la casa llena de perritos. Cachorros que además de acabar siendo regalados y aceptados por compromiso, más tarde son abandonados la mayoría de las veces en las protectoras de animales. Una vez estudiados ambos, lo ideal es decidir a cuál de los dos le puede resultar más beneficioso pasar por quirófano. Si no es recomendable para ninguno, se podría plantear la vasectomía del macho, que no alterará ni el Yin ni el Yang y les dejará disfrutar de una vida sexual plena en cada celo de la hembra. Las perritas suelen tener dos celos al año, y las gatas son dependientes de las horas de luz y tendrán épocas de celo para parir hacia la primavera y el verano. Es aconsejable anotar la fecha de los celos junto a la documentación de nuestra peludita, para saber si los ciclos son regulares y poder llevar un control.

Asímismo, en los casos en los que las hembras padezcan desarreglos hormonales repetitivos, como por ejemplo la pseudogestación y galactorrea (conocida como gestación psicológica y leche en las mamas sin haber parido), hemos de plantearnos el origen de ese desequilibrio. Podría ser emocional (competitividad entre hembras de la casa por el mismo macho) o bien orgánico (quistes en los ovarios). Se debe tratar la causa y, si no mejora, plantearnos la cirugía, pues sería preventiva de males mayores, como es el caso del cáncer de mama.

Hacer criar a nuestra perrita y tener cachorros en casa es una experiencia preciosa, pero hemos de tener claro qué haremos con ellos una vez nacidos, pues las tasas de abandono en nuestro país ponen los pelos de punta. La mayor parte de los casos provienen de familias que se quedan con un bebé porque ¡ay mira qué mono es! y cuando ven que hace pis, caca y rompe y muerde los cables, ya no es tan mono y lo abandonan. Es triste, pero es cierto.

Si tenemos las familias adoptantes comprometidas previamente, podemos dar ese paso y buscar el mejor momento para el embarazo, que será como mínimo a partir del segundo celo y como máximo a los 8-9 años de edad para una primípara. Si bien es muy importante hacer con antelación un chequeo completo para conocer a fondo el estado de salud, el cual incluye una analítica de sangre con hemograma, bioquímica completa y serología de las enfermedades parasitarias prevalentes en nuestra zona geográfica (leishmaniosis, babesiosis, etc.). Una vez que sepamos que su salud es óptima, pasaremos a la elección del macho. Es muy importante, si queremos acabar la gestación en parto natural, respetar el gusto de la hembra en cuanto a la elección del macho, ya que si nos centramos en la búsqueda de la estética, el estándar o la genética, pero a nuestra perrita no le gusta ese perrito, lo más probable es que tengamos que acabar con una inseminación artificial y cesárea.

No es aconsejable forzar las montas, ya que como os podéis imaginar, no es nada «natural». Si no hay *feeling*, no hay *feeling*, y ya está. O si la hembra no se deja cubrir por ningún macho es porque no quiere ser madre, así de sencillo. Según mi experiencia, en la mayoría de los casos en que se ha forzado la monta, o se ha inseminado, el proceso termina en cesárea, o con una madre que no sabe qué hacer con los cachorros y no les quiere ni amamantar.

El siguiente paso sería la elección del mejor momento vital de la hembra. Los cuidados naturales deben iniciarse eligiendo el celo de invierno, pues así la camada nacerá en primavera, época natural e ideal para la crianza. Posteriormente, procederemos a la búsqueda de los días fértiles. Éstos suelen estar en medio del ciclo en el caso de las perras. Su celo suele durar 21 días, por lo que la semana central es en la que se produce la ovulación y, por tanto, es la ideal para la monta. En el caso de las gatas se deben cubrir desde que ellas muestren los síntomas de celo, pues su ovulación es inducida por la cópula.

La gestación es una maravillosa etapa en la vida de una mamífera. Exige, sin duda, un gran derroche de energía vital para la madre, pues implica desde el mismo momento de la fecundación el desarrollo de nuevas vidas en su seno, el esfuerzo del parto y el periodo posterior de la lactancia.

Después de la monta natural (o montas, ya que lo aconsejable si tenemos mucha ilusión es repetir los encuentros amorosos), tendremos que esperar un tiempo hasta poder saber si hay un embarazo.

Para hacernos una idea sobre las diferencias interespecíficas que hay, podéis orientaros por esta tabla:

	PERRA	GATA	CONEJA
DURACIÓN	58-68 días	64-67 días	31-34 días
DIAGNÓSTICO POR ULTRASONIDO	18-25 días	21-25 días	10-12 días
NÚMERO DE CACHORROS/CAMADA	1-14	2-8	2-13

¡Enhorabuena! Ya tienes a tu hembrita preñada y ahora… ¡a cuidarla como es debido! La gran mayoría de las personas creen que las exigencias de la gestación sólo consisten en dar más comida a la madre. Nada más lejos de la realidad.

Lo que sucede en el vientre materno requiere de más nutrientes, pero sobre todo, de mayor calidad y contenido en minerales. Si estás dando alimentación natural a la madre deberías consultar a tu veterinario experto en nutrición para que le ajusten la receta y balanceen la fórmula. Se suelen usar como suplementos la espirulina, ortiga y miel.

Por otro lado, es de fundamental importancia el ejercicio físico diario para que no haya estrés y cuando llegue el parto tengamos una hembra fuerte y dispuesta a enfrentarse a ese momento vital.

Al llegar la fecha aproximada, según los cálculos, la madre presentará los síntomas del llamado "síndrome del nido", que no son otros que la preparación de un lugar apartado donde ella siente que será más seguro parir y criar su descendencia. Llevan papeles, escarban, acumulan ropa, etc. para construir su madriguera.

Aquí, a menudo, surge algún inconveniente, ya que los sitios elegidos por las mamis a veces pueden ser tan incómodos para la familia como un cajón del armario o el rincón más recóndito del jardín. Es de suma importancia que nunca cambiemos ese lugar, ya que desencadenaremos en su sistema una cascada de neurotransmisores activados por el miedo, que anularán la producción de oxitocina, responsable de las contracciones del parto. Por lo que, tanto antes como durante el parto, no conviene estresar a la futura madre, ni llevar visitas, ni alterar a la parturienta si no queremos interrumpir el desarrollo normal del mismo.

Desde la aparición del síndrome del nido suelen dejar de comer, entrando en una fase de ayuno que se prolongará hasta que haya nacido el último de sus descendientes, y en ocasiones, algún día después de finalizado el parto. Al rechazar alimentos sólidos es conveniente darles leche sin lactosa con miel o queso fresco durante esos días para evitar la llamada eclampsia: bajada de calcio en sangre que desencadena convulsiones y contracciones musculares, pudiendo acabar con la vida de la madre.

Además de ese cambio de carácter, que no sucede en todas las hembras, tendremos que vigilar la temperatura rectal. Normalmente desciende un grado o más (baja hasta 37°C aproximadamente) justo en las 24 horas anteriores al inicio del parto.

El parto viene a desencadenarse con la dilatación del cuello uterino y las contracciones. Primero aparece una substancia viscosa, se lamen la vulva y estimulan más contracciones hasta que asoma el primer cachorro. La madre empuja, rompe el saco fetal y el cachorro es expulsado unido por el cordón umbilical a su propia placenta. La madre se encarga de forma sabia de cortar el cordón y de comerse la placenta, riquísima en nutrientes y sangre. Entre un bebé y el siguiente suelen hacer descansos, por lo que un parto puede llegar a durar 24 horas si la camada es numerosa.

Conforme van naciendo, los va lamiendo para secar su aparato respiratorio de los restos de líquido amniótico y estimular esa nueva vida. Ellos con su instinto buscarán el pezón (aún naciendo con los ojitos cerrados), para engancharse y succionar el maravilloso calostro.

La lactancia viene a durar de forma natural un mes y medio aproximadamente, y es la madre la que poco a poco realiza el destete, les impide la succión, pues como la naturaleza es muy sabia, a partir del mes y medio de edad comenzarán a tener sus pequeños pero afilados dientecillos. Es cercano a ese momento cuando se aconseja empezar a introducir alimentos para compensar la carencia de leche materna y así realizar un destete natural y atraumático, tanto para el sistema digestivo como para el emocional.

CAPÍTULO 6

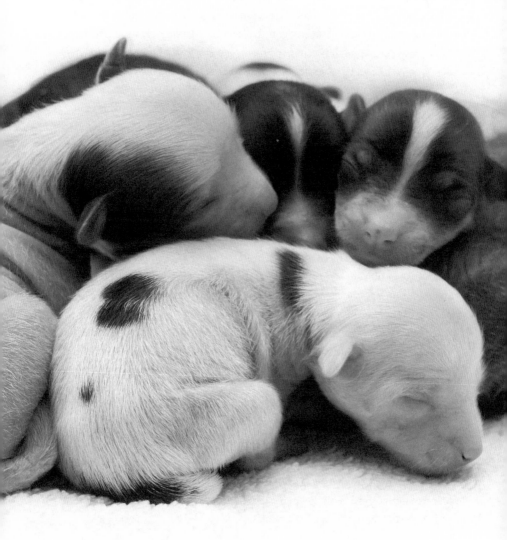

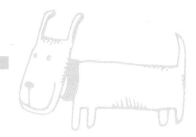

Momentos vitales: desde el nacimiento hasta la muerte

Tras hablar en el capítulo anterior sobre el parto, trataremos aquí la primera fase de la vida de un mamífero. Comprende el primer año de vida, etapa fundamental en el desarrollo físico y emocional del cachorro.

Los fetos ya comienzan a sentir dentro del seno materno. Responden al tacto de la tripa de la madre desde las dos últimas semanas de gestación, por lo que si la progenitora tiene un buen carácter y ha sido cuidada, bien alimentada y ha estado libre de estrés, tendremos muchas posibilidades de tener cachorros muy equilibrados.

Estos bebés nacen ciegos y sordos. Sus sentidos más desarrollados son el tacto y el olfato, y es a través de éstos que están capacitados para reptar hasta las mamas de la madre y así alimentarse del calostro para sobrevivir.

Los reflejos presentes en el momento del nacimiento son el labial (propicia la capacidad de engancharse en el pezón y succionar la leche) y el perineal (regula el vaciado de la vejiga de la orina y del recto, es estimulado por los lametazos de la madre en la zona del periné que ingiere con cariño la orina y las heces de sus peques).

Es muy importante no manosear en exceso a los bebés recién nacidos, pues se estresan al alejarlos de la madre. Asimismo, ella también se pone nerviosa y en algún caso, incluso, agresiva. Puedo contaros que una de las cicatrices por mordedura que tengo en mis brazos, debido a mi profesión, fue al ir a ver una camada de Huskys. A la mami recién parida no le gustó en absoluto mi visita… ¡y me lo demostró!

Los cachorretes comenzarán a abrir los ojos, poco a poco, a partir de los 10-12 días (nunca se debe forzar la apertura). En ocasiones podemos observar

alguna secreción blanca o amarillenta que deberíamos limpiar con suero fisiológico salino o con agua de manzanilla. Si ésta persiste debemos acudir al veterinario para que revise si hay algún problema serio, como podría ser una malfor-
mación o una infección severa. Al abrir sus ojitos empezarán a ver y, por tanto,
desde este momento se da comienzo a la etapa de exploración, alejándose a cortas distancias de la madre y volviendo enseguida cerca de ella, lo que se viene a
llamar «exploración en estrella».

Respecto a la alimentación no hay nada que añadir en el primer mes de vida,
puesto que si todo ha ido bien disponen de la leche materna, alimento indispen-
sable y completo. Debemos cuidar, eso sí, la nutrición de la madre, la tranquilidad y la higiene del lecho materno. Sigue siendo desaconsejable que la camada
y la madre reciban excesivas visitas durante las primeras semanas, ya que les
podríamos someter a un elevado estrés emocional. Las consecuencias apare-
cerían más tarde, acarreando desequilibrios del sistema inmunológico principalmente, con los riesgos asociados en la adquisición de enfermedades infec-
ciosas o parasitarias, tan frecuentes y peligrosas en la etapa de la que tratamos.
Desde el primer mes de edad se comenzará a ofrecer una papilla de destete he-
cha con arroz, avena o cualquier otro cereal muy hervido (podrían servir las pa-
pillas comerciales de bebé) y añadiremos leche maternizada artificial de perra.
Conforme el cachorro va acercándose a las 6 semanas, podrá añadirse progresivamente al polvo de la papilla un triturado de comida preparado con carnes
(pollo, ternera, conejo) e ir espesando la mezcla cada vez más, de tal forma que
al llegar a las 8-10 semanas el cachorro pueda alimentarse exclusivamente de
alimentación casera. Nos basaremos siempre en la prescripción y la receta he-
cha por un veterinario nutricionista. Es primordial la vigilancia diaria y estricta
de las heces, ya que éstas son las indicadoras inmediatas acerca de si la alimentación que recibe nuestro cachorro es la adecuada para él o no. Si observamos
heces sueltas o con moco, hay muchos gases o tenemos dudas, lo mejor será
llevar una muestra en bote estéril a nuestro centro veterinario de confianza. De
esta forma podremos constatar que todo va bien o realizar algún cambio antes
de que sea demasiado tarde.

A tenor del tema inmunitario, he de compartir mi postura que no es ni a
favor ni en contra de las vacunas. Lo lógico desde mi punto de vista es aplicar
una pauta vacunal muy individualizada, dependiendo de la raza, hábitat del
cachorro y tipo de alimentación. Con esta actitud no pretendo otra cosa que

desprotocolizar el tratamiento vacunal que reciben nuestros animales. En mi opinión se abusa de las vacunas y se utilizan como pretexto para convencer al propietario de que al menos haga una visita anual al centro veterinario. Lo lógico es visitar con nuestro animal de forma periódica la clínica y, sobre todo, hacer chequeos rutinarios de controles de salud en plan preventivo. El plan vacunal, por tanto, debería ser algo complementario a estas visitas.

Al mes de edad hay que comenzar con las coprologías (análisis de heces hechas en laboratorio). En caso de salir positivas, quiere decir que se han encontrado huevos o larvas de lombrices intestinales. Las desparasitaciones de la camada, que si bien debería estar libre de parásitos por haber tratado adecuadamente a la madre, no siempre surten efecto, ya que el mundo de la parasitología es un tratado de supervivencia y resistencia. Es mejor vigilar este tema desde un enfoque preventivo. Por tanto, el primer análisis de heces de la camada se debería hacer al mes de vida. Si bien este manual trata de veterinaria natural, en mi experiencia he de decir a favor de los parásitos intestinales que son un tipo de bichos de los más fuertes y resistentes que coexisten con nosotros en el planeta, y por tanto, mis intentos de eludir los tratamientos químicos han sido un fracaso en un elevado porcentaje. Os podría recomendar tierras de diatomeas, aceite de ricino, neem, pipas de calabaza, semillas de pomelo y un largo etcétera de remedios naturales, pero en conclusión y tras repetir las coprologías posteriores al tratamiento natural (como es de rigor tras administrar un antiparasitario interno) he comprobado su ineficacia, por lo que para mí no son fiables al 100 % . También he conocido casos de clientes que han seguido protocolos de purgas intestinales que han encontrado por internet y que han finalizado trayendo al cachorro a hospitalizarse por gastroenteritis aguda a causa de los aceites y mejunjes que habían usado en el intento de desparasitación natural. Por lo que según mi experiencia, concluyo que para el tratamiento de los parásitos, tanto internos como externos, es recomendable el uso de los productos convencionales prescritos y recomendados por tu veterinario, entre los que se encuentra el fenbendazol en pauta de 5 días, como unos de los más recomendables para los cachorros.

Respecto a la etapa de geriatría me gustaría desvelar el mito más extendido que circula por parques y ciudades. En estos lugares de encuentro es habitual justificar que un animal mayor, por tener cierta edad, camine lento y torpe, se quede desorientado, deje de jugar o esté durmiendo la mayor parte del día. Nada más lejos de la realidad. La edad no es ninguna enfermedad. Por tanto, si tu animal ha dejado de jugar o de sentirse joven has de acudir a tu veterinario y chequear lo que sucede, pues hay algo que origina ese cambio de actitud.

Para calcular la edad «humana» se suelen multiplicar los años del perro por siete y así nos hacemos una idea más cercana de en qué etapa vital se encuentra. Realmente no es una regla del todo certera, ya que dependerá de la raza. No viven los mismos años las razas gigantes, de vida más corta (10-12 años), que las razas llamadas *toy,* que son más longevas (18-20 años). Para orientaros, entre los 7 y los 8 años se marca una línea a partir de la cual debemos empezar a chequear profunda y anualmente a nuestro animal, incluyendo en esa revisión una analítica sanguínea completa, analítica de orina, radiografías de la columna y articulaciones, ecografía de abdomen y electrocardiograma.

Gracias a efectuar estas pruebas y acompañarlas de una anamnesis profunda (cuestionario de preguntas sobre todos los ámbitos que nos hará el veterinario), se podrá diagnosticar la causa de su comportamiento «envejecido». Entre las más frecuentes están el dolor articular por artrosis, alteraciones neurológicas por compresión medular, enfermedad de algún órgano interno (corazón, riñones, hígado), o problemas de visión (cataratas) y/o audición (sordera). Los posibles tratamientos naturales para cada una de esas dolencias son muy variados: acupuntura, homeopatía, fitoterapia, etc.

Cuando he tratado a algún paciente geriátrico con acupuntura, lo más reseñable de las familias es su sorpresa al ver que su perrete no sólo ha dejado de cojear, sino que además ha recuperado las ganas de jugar. Este fue el caso de Vida, una Pastora Belga de 14 años de edad, quien pasó de estar totalmente postrada en su cama a robarle la comida de la mesa a su mami, e incluso buscó la pelota que hacía *muuuuchos* meses que no usaba para jugar.

En esta etapa vital nuestro animal necesita de algún cuidado extra de atención y cariño, como por ejemplo mantener un nivel de actividad física que impida la atrofia muscular. Practicar juegos que mantengan un buen nivel de atención para retrasar la demencia senil (que ellos también pueden padecer). Comprobar que su nivel de visión y audición se mantienen, para así adaptar los paseos y rutinas. Y vigilar las uñas, ya que a veces caminan cambiando el tipo de apoyo y se pueden deformar o clavar en los pulpejos. Como siempre, lo más importante es la alimentación. Es imprescindible que nuestro geronte se mantenga más bien delgado para procurarle una longevidad saludable. La obesidad es la principal enemiga de la salud. Cuando son mayores no es recomendable abusar de alimentos crudos, pues el sistema digestivo es algo más lento y lo podemos sobrecargar, haciendo que las digestiones sean demasiado pesadas y largas, con el consiguiente aumento del consumo energético. Es aconsejable cocinar ligeramente su dieta, o si hay problemas de digestión, cocinarlas totalmente, e incluso triturarlas antes de servirlas. Se aconseja en este periodo añadir suplementos alimenticios: aceite de germen de trigo o de pescado, para tener mayor aporte de ácidos grasos esenciales que protejan su corazón y sistema nervioso; condroprotectores que ayuden a mantener unos cartílagos articulares sanos; complejos de vitaminas con antioxidantes para mantener un buen estado general; y oligoelementos que ayudan al sistema inmune y sanguíneo.

En este periodo de su vida los animales pueden sufrir depresión, por lo que también hemos de prestar atención a detalles en su comportamiento. Podemos observar si se cansa en el paseo antes de lo habitual, con lo que podría existir dolor o una falta de energía vital. Lamerse excesivamente las manos o las uñas nos podría indicar dolor por artrosis o ansiedad. En los casos en que se hayan descartado los problemas orgánicos y sepamos que únicamente se trata de temas emocionales se podrían añadir las flores de Bach que se tratan en el capítulo 11 de este libro.

Otro momento vital en el camino compartido junto a un animal es el anuncio de una enfermedad grave o la muerte inminente. Cuando veáis que se acerca a vuestro horizonte familiar la tan temida muerte de vuestro amado amigo, os surgirán miles de dudas. La gran cuestión es: eutanasia sí o eutanasia no. En caso afirmativo, lo difícil es no sentirse verdugo, dilucidar cuál es el momento idóneo y no precipitarse. Y en el otro hipotético caso, si optáis por dejarle morir de forma natural cuando le corresponda, lo complicado es mantenerse en paz para poderle acompañar en este desconocido tramo del camino y no sentir miedo ni culpa.

La gran mayoría de las circunstancias se dan por el padecimiento de alguna enfermedad terminal, dolorosa o incurable (aunque no siempre es así, también les llega la partida por una muerte inesperada o por accidente, siempre dolorosa pero menos dura si cabe).

Es muy importante que exista consenso familiar, ya que en los casos en los que he observado la ausencia de éste la situación familiar se complica, se alarga y se endurece el duelo. Me gustaría explicar la gran diferencia que existe entre los animales y los humanos respecto al enfrentamiento a la muerte. Para la gran mayoría de personas la muerte suele suponer un trauma emocional importante e implica una pérdida dolorosa, al existir un gran desconocimiento sobre lo que sucede tras la muerte o miedo al sufrimiento físico y a la agonía. Mientras que para los animales la muerte forma parte de la vida. Ellos viven en el presente conectados continuamente a su «Ser», por lo que saben reconocer cuándo llega su momento y se preparan para ello. Por esta razón quiero daros mi visión particular de las dos opciones existentes: la eutanasia programada y el acompañamiento en la muerte natural. Deseo ayudaros en este duro proceso sea cual sea la decisión que toméis llegado el momento. Ambas opciones son válidas y respetables.

Si decidís acompañarle en el proceso natural de la muerte, habréis de estar serenos para conducir el tránsito, de otro modo interferiréis en su transición. Tal y como ya sabéis, la sutil pero a la vez tremenda unión energética que tiene un animal con su familia hace que perciban todo lo que cada uno de sus miembros siente, aún en estado de coma. Este hecho debe primar en vuestra consciencia, ocasionando de esta manera el menor sufrimiento a la ya de por sí complicada situación. No olvidéis que lo que muere es el cuerpo físico y, sin embargo, el «Ser» trasciende al plano etérico. Siempre os quedará lo vivido junto a él, su amor perdurará en el tiempo. Recordad que amar no significa necesitar de ese alguien para vivir. Es por eso que la muerte también nos ofrece la posibilidad de demostrar el mayor respeto por la vida del ser amado, dejándole marchar libre de ataduras y apegos enfermizos. La muerte en realidad es como un renacer del alma, o sea, una liberación.

El proceso de la muerte en sí tiene varias fases que pueden ser más o menos largas, dependiendo de la fortaleza física del animal y de si hay una o más enfermedades concomitantes. Es habitual que dejen de comer y beber cuando sienten que se van, ya que de esa manera debilitan el cuerpo y ayudan a liberar el alma (evidentemente esto no quiere decir que cada vez que tu perro o gato deje de comer o beber es porque se vaya a morir). A veces también dejan de dormir con nosotros, si antes así lo hacían, o buscan sitios raros para retirarse y aislarse de la familia. Todo esto hay que respetarlo con mucha apertura mental, templanza y grandes dosis de cariño para llegar a entender que es su proceso natural. En condiciones de vida libre se separan de su manada, escarban para tumbarse en el frío suelo y así añadir la hipotermia para entrar más rápido en coma. De este modo el organismo se ve abocado por deshidratación e inanición a un fallo renal, se inicia una elevación desmesurada de urea y otros deshechos metabólicos en la sangre, sinónimo de una especie de autointoxicación que le adormecerá. El progreso del fallo renal le llevará al coma urémico, con la consecuente pérdida de consciencia. Éste, a su vez, al fallo cardiorrespiratorio y finalmente a la muerte. En ocasiones la fase agónica se presenta con escenas convulsivas o de gemidos. No os asustéis, la transición energética hace su eco en la materia, o sea, en el cuerpo. Si os atrevéis acompañadle en el gemido y gemid vosotros también. Los esfínteres se relajan y pueden orinarse o defecar encima, por lo que os aconsejo usar toallas o empapadores para evitar que se ensucie su cuerpecito.

Ahora que ya sabéis algo más acerca del proceso, os aconsejo que desde que sois conocedores de que la muerte está cerca, tratéis al animal y al resto de miembros de la familia con algunas esencias y flores de Bach, de este modo todos os vais preparando para el momento. Al escuchar la noticia sería aconsejable usar Wild Oat para ayudar al animal a decidir cuál es su camino, ya que en ocasiones los apegos humanos les hacen sufrir y dudar. La esencia de Rock Water les ayudará a ser más flexibles y evitar las resistencias creadas por los apegos. La flor de Impatiens les irá bien para amortiguar la sensación de angustia en la espera. Además, podéis administrarle en sus últimos días la esencia Túnel de Luz, la cual ayuda al animal a desapegarse en todos sus campos de su cuidador, haciendo que en sus últimos momentos tenga paz para la transición. Las podéis poner en el agua de bebida o si vuestro peludo ya no bebe, os podéis poner 2 gotas de cada esencia en las manos y tras frotároslas, se las pasaréis delicadamente desde la cabeza hasta la cola. Otras opciones compatibles y aconsejables serían pedir a vuestro veterinario homeópata que le prescriba un remedio homeopático que suavice el tránsito y/o al acupuntor que realice una sesión acupuntural en vuestra casa para ayudarle en la transición.

Para los familiares es recomendable poner el remedio de Rescate del Dr. Bach en el agua de bebida, junto con Wallnut que ayudará en la aceptación de toda la familia durante esos días. El Espino Blanco podéis utilizarlo para aliviar el dolor de corazón que sentiréis esos días. La esencia Acompañamiento Túnel de Luz contribuirá al entendimiento y al desapego, creando un lazo de amor puro para que el momento de la partida del animal transcurra en calma y deje al cuidador con la tranquilidad de que todo es cuando ha de ser. También podéis acompañar el momento quemando mirra, salvia, romero o alguna vela aromática.Veamos cómo afrontar la otra posibilidad de muerte de nuestro amado amigo. La etimología de la palabra eutanasia nos debe tranquilizar ya que proviene del griego «eu" y «thanatos» que significan buena muerte. Esta opción le garantiza una muerte digna, sin sufrimiento, ni dolor. En medicina veterinaria la eutanasia es legal, siempre y cuando se realice por un veterinario colegiado y se haya firmado previamente el consentimiento por parte del «propietario legal» del animal. Si se da el caso en que nuestro veterinario de confianza nos aconseja la eutanasia, tras emitir el diagnóstico, y estamos barajando la posibilidad, sin saber aún qué hacer, mi consejo es practicar una meditación previamente. Mejor no tomar la decisión ni con premura, ni con dudas. Buscad un espacio tranquilo, sentaos a respirar, conectad con vuestro corazón, preguntadle directamente y dejad fluir la respuesta. Escuchad vuestra intuición. Otra opción es contactar con un comunicador animal que podrá plantearle la pregunta a nuestro peludo. La respuesta suele ser muy esclarecedora y en ocasiones el animal pide algo de tiempo para terminar de cerrar temas pendientes antes de marchar. Pasaré a describiros cómo debe ser una práctica eutanásica ética y respetuosa con el animal desde mi punto de vista y mi experiencia. En primer lugar no olvidéis que las familias tenéis el derecho a decidir dónde queréis hacerlo, ya que hay animales que se ponen muy nerviosos en el coche o en la clínica. Si preferís hacerlo en vuestro domicilio, lo debéis comunicar a vuestro veterinario. Habladle a vuestro amado animal y comunicadle cariñosamente vuestra decisión, a ser posible unas horas antes para que así le dé tiempo a prepararse. Buscad un sitio cómodo y agradable para ese momento, y a la vez pensad que ahí quedarán imágenes del adiós. Se puede preparar un ambiente de meditación con quemadores de incienso, mirra, lavanda, palo santo o romero. Se aconseja a los acompañantes vestir de color naranja. Si os parece bien podéis poner en la habitación unas velas en círculo con el color de cada uno de los chakras y una vela blanca en el centro. Respecto a las esencias florales es aconsejable seguir el mismo protocolo que he descrito anteriormente para nuestro amado amigo y para toda la familia.

Una vez firmado el consentimiento legal por escrito, el veterinario instalará una vía venosa con un catéter para tener un acceso directo, a través del cual se asegura un control permanente de la situación. Si el animal es muy nervioso, se puede aplicar una sedación previa vía oral, subcutánea o intramuscular y a *posteriori* acceder a la vía venosa. Como ésta será la vía de administración de los medicamentos durante todo el procedimiento, se puede pedir al profesional, si es posible, que la instale en las patitas traseras, de modo que los familiares podáis estar cerca de la cara del animal, hablándole con cariño, acariciándole y besándole como sintáis.

Según el protocolo más habitual, se administra un sedante intravenoso para que la sensación de relax sea máxima, si no se ha administrado con anterioridad. Tardará en hacer efecto varios minutos, los cuales podéis utilizar para hablarle y despediros con la mayor serenidad posible, colaborando de esta manera en que la paz y la calma reinen en el ambiente. A continuación se inyecta por la vía venosa el medicamento eutanásico, que no es otra cosa que un anestésico concentrado, el cual es de rápido efecto, provocando la pérdida instantánea y absoluta de consciencia y, acto seguido, la parada cardiorrespiratoria que desemboca en la muerte. Durante esta transición guiada el profesional nos irá explicando cada etapa e informándonos de los tiempos. Pueden sucederse unos ligeros temblores musculares o espasmos respiratorios cuando la energía sale del cuerpo y el alma comienza la ascensión. Vuestra misión en esos momentos es proporcionar paz, equilibrio, aceptación y amor. Es un momento sagrado.

Una vez que tenemos el cuerpo inerte de nuestro amado podéis rezar si así lo sentís. Se aconseja hacerlo al menos durante dos horas, que es el tiempo en el que se desarrolla la ascensión de su espíritu. También es recomendable dejar el cuerpo en reposo seis horas tras la muerte clínica o toda la noche para dar tiempo a que la conciencia abandone todos los aspectos físicos, emocionales, mentales y energéticos del animal.

A partir de este momento comienza el proceso de duelo. Si lo creéis necesario, no dudéis en acudir a un psicólogo que os ayude a superarlo. Resultará mucho más saludable un duelo guiado, no sólo para vosotros, sino también para vuestro amado, pues desde su nueva dimensión y durante su viaje necesita no ser interferido por lamentos o reproches que pueden perturbar la paz de su alma.

«La muerte siempre está cerca de nosotros y siempre lo estará. Es una parte inseparable de la existencia humana. Por ello siempre ha sido, y es, la causa de una profunda consternación para todos nosotros. Desde el amanecer de la humanidad el espíritu humano ha reflexionado acerca de la muerte y ha buscado una respuesta a sus misterios. Porque preguntarse acerca de la muerte es la llave que abre la puerta de la vida». *Elisabeth Kübler Ros.*

CAPÍTULO 7

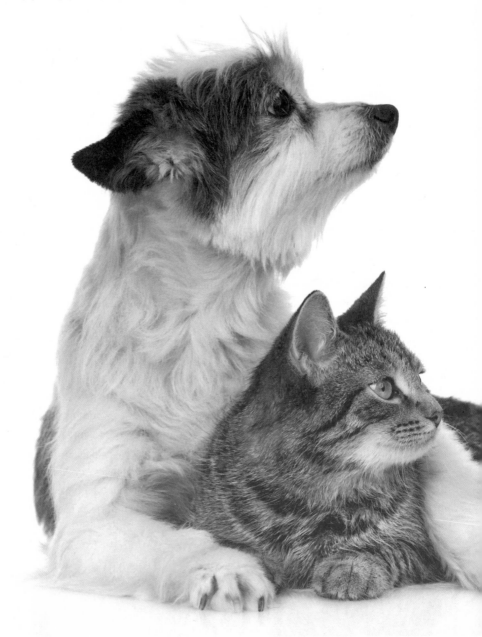

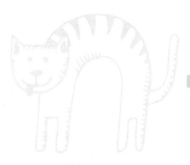

Socialización
y educación

Una vida larga y sana en común implica no sólo una alimentación adecuada y unos cuidados corporales, sino además una educación y unas normas equilibradas de convivencia y civismo. Éstas aportarán coherencia a la convivencia y cohesión al grupo familiar. No es emocionalmente sano que cada individuo del grupo aplique sus «propias reglas», ya que esto genera confusión en nuestro «peludo» y, en muchos casos, esta situación es resuelta del modo más natural para ellos, o sea, con un enfrentamiento físico. En una manada no hay excepciones, y si alguien las hace, el resto del grupo se lo recrimina inmediatamente.

Seguro que compartís conmigo el hecho de que muchos de los que somos amantes de los animales hemos de soportar las críticas de una parte de la sociedad que no lo es tanto. Y en realidad no están faltos de razones, ya que las aceras y calles están llenas de heces y vemos perros de comportamiento impulsivo que circulan sueltos por zonas muy frecuentadas. Creo firmemente en la convivencia pacífica entre personas y animales, pero para eso es fundamental el respeto por el bien común y las zonas públicas. Si no dejas las cacas de tu perro en el pasillo de tu casa ¿por qué lo haces en la acera de tu calle? Si sabes que tu perro ha agredido en alguna ocasión a algún otro ¿por qué lo llevas suelto y/o sin bozal?

Está comprobado que los comportamientos del perro dependen en un 20 % de su herencia genética y en un 80 % de un desarrollo multifactorial en el que incluimos los aprendizajes. Esto nos permite afirmar que es mucho más importante el entorno del cachorro y lo que le enseñemos que a qué raza pertenece. El sistema nervioso central se desarrolla a lo largo de la gestación y continúa hasta la edad aproximada de tres meses. Esta etapa es la más importante en la vida del cachorro, por lo que su desarrollo mental y reacciones emocionales dependerán de la riqueza o pobreza de estímulos recibidos en esta fase.

Esto sucede porque existe un crecimiento muy fuerte del número de conexiones neuronales durante esta etapa. Por ello es necesario que dichos estímulos activen los correspondientes receptores (de la vista, oídos...), y a continuación se creará una repuesta (acercamiento, huida...). Pasadas siete semanas se activa un proceso de autodestrucción de las neuronas que no sirven, o sea, las que no están conectadas, para dejar el cerebro «limpio» y a la vez lleno de redes neuronales interconectadas. Por lo tanto, es muy importante la estimulación correcta del cachorro en esta fase de su vida.

A continuación vamos a desglosar la vida del cachorro en varias etapas en función del tiempo:

1. Período prenatal: A los 45 días de gestación los cachorros tienen reacciones táctiles y emocionales que, incluso, pueden llegar a afectar las preferencias alimentarias de la madre. Es importante en esta etapa acariciar el abdomen de la futura mamá, evitar situaciones de estrés y prescindir de usar como reproductoras a hembras ansiosas o con problemas de comportamiento.

2. Período neonatal: Esta etapa se inicia en el nacimiento y termina cuando el cachorro cumple dos semanas. El desarrollo neurológico es básico, ya que en esta fase se crean alrededor de 10.000 conexiones neuronales nuevas al día. Es por tanto un período crítico para establecer un filtro sensorial. En este espacio de tiempo el cachorro sólo mama y duerme en el 90 % de las horas del día. El resto de sus movimientos son únicamente reflejos: labial, perineal y de hurgar.

La madre se ocupa de ellos, los acerca a las mamas con la ayuda del hocico y los limpia lamiéndolos (la posición de limpieza será la futura posición de sumisión en el adulto). De esta forma la madre presenta un apego hacia sus hijos. En cambio, ellos aún no la reconocen como madre, sino como fuente de calor y alimento, con lo cual podría criarlos cualquier otra madre. Para ayudar a activar el cerebro de estos cachorros es recomendable manipularlos y acariciarlos suavemente todos los días, así como respetar su sueño. Si existe una alteración en esta fase pueden presentarse patologías del comportamiento más adelante, como HS-HA (síndrome de hipersensibilidad-hiperactividad) y el síndrome de privación.

3. Período de transición: Esta etapa va de la segunda a la tercera semana de vida. Se inicia con la apertura de los ojos y acaba con la aparición de la audición, fácilmente detectable puesto que los cachorros se sobresaltan si hay ruidos fuertes. Es un buen momento para testar visión, audición y los reflejos del bebé. En esta fase el cachorro se apega a su madre y comienza el imprinting. El apego a la madre posee un papel muy importante en la supervivencia, protección, defensa contra depredadores, etc... El imprinting o impronta es una etapa en la cual el bebé empieza a reconocer que es un perro y a distinguir a los demás de su especie. En este período se fijan las llamadas huella filial, maternal y sexual, que le permiten identificar al congénere y determina un comportamiento sexual y social.

4. Período de socialización: Esta fase va desde el día 21 hasta las 12-16 semanas de vida. En esta etapa aprenderá cuales son las «especies amigas». Por eso es tan importante que conviva con gente de todo tipo (hombres, mujeres, niños, ancianos,..) y con otros animales (gatos, conejos, caballos...). En esta etapa la madre empieza a rechazar a los cachorros ya que la dentadura de leche, que empieza a emerger, le causa dolor en las mamas, produciéndose de forma automática el desapego. Más adelante aparecen también los autocontroles, entre ellos el de la fuerza del mordisco. Se produce durante las peleas entre hermanos cuando uno de los cachorros es mordido demasiado fuerte, grita y la madre reprende al «agresor». También se inicia la actividad exploratoria del cachorro. Se realiza en estrella, es decir, va y vuelve al lugar de partida. En esta etapa aprende a comunicarse: ensaya gruñidos, ladridos, aprende las reglas de la jerarquía en la manada, adopta posturas de sumisión (sobre el abdomen o el dorso inmóvil). Al comienzo de este periodo debemos realizar frecuentes visitas al veterinario para que nos lo revise correctamente y además se socialice con la clínica y el personal sanitario. Asimismo, debemos iniciar su socialización con el exterior, paseándolo inicialmente por calles tranquilas y progresivamente más ruidosas. Es la etapa en la que debemos contactar con otros perros, viajar en coche...Como resumen de este período diremos que se adquieren cuatro elementos básicos para el desarrollo del comportamiento del cachorro: los autocontroles, la comunicación, las reglas de la jerarquía y el inicio del desapego de la madre.

5. Período juvenil o pubertad: En esta etapa interviene el factor hormonal, coincidiendo en los machos con un doble pico de agresividad (ya que el primer pico se da en las semanas después del destete) seguido de una vuelta a la normalidad. En esta etapa se rompe del todo el lazo del apego y se adquiere el control de las conductas sexuales y del espacio. En el caso de las hembras esto sucede más tarde, casi con la aparición del segundo celo. Puede que por esta razón se tenga la idea que en general las hembras son más cariñosas que los machos o que los machos son más independientes, pero en realidad lo que sucede es que los machos se emancipan antes que las hembras. Esta emancipación en la especie canina se describe como el desapego de la madre y el apego al grupo (o tan sólo a un adulto de apego), con lo que evita la ansiedad por separación. El apego al grupo hace referencia a la manada, que en el momento actual de convivencia suele ser la familia humana, o familias mixtas de humanos y más animales. Dentro de este período juvenil existe una segunda parte en la que se incluye la jerarquización, aceptando por tanto las reglas de los adultos. Estas reglas son comunicadas mediante todos los tipos de señalización que usa esta especie, por lo que si hay intentos por parte del adolescente de dominancia con la comida, territorio o sexo, es severamente castigado por los adultos.

Os recomendamos que leáis atentamente estos consejos prácticos, que con toda seguridad os serán de utilidad en el manejo de la educación de los cachorros. Para hacer de vuestro animal un perro sociable basta cumplir una serie de recomendaciones.

1. A ser posible, mantener al cachorro con su madre y hermanos durante sus primeras seis u ocho semanas de vida, para que así aprenda a jugar y relacionarse con otros perros. Al mismo tiempo, las personas que convivan con la camada deben acariciarlos con frecuencia.

2. Sobre las ocho semanas de edad, los cachorros deben ser situados en su nueva casa para que se vayan habituando a las personas u otros animales con los que van a convivir.

3. Exponer al cachorro al mayor número posible de personas diferentes (edad, color…) animales, lugares (parques, otras casas, oficinas, coches, clínicas veterinarias...) y estímulos (música, truenos, petardos, tráfico...). Esta exposición debe ser gradual para no abrumar al cachorro.

4. Las casas sin niños deben socializar al cachorro con ellos, a fin de reducir la posibilidad de ciertos problemas si algún día se integran niños en la familia.

5. Es importante continuar con la socialización después de las catorce semanas de edad.

Otro apartado destacable para la convivencia armoniosa es la adquisición de hábitos higiénicos tempranos. En el cachorro el objeto básico de la micción y la defecación es eliminar del organismo los deshechos, mientras que en los perros adultos forman parte de otras funciones sociales como: comunicar información acerca del estado sexual, identidad individual, marcaje de territorios y, posiblemente, rango social.

En ocasiones, la eliminación de desechos orgánicos inoportuna puede ser consecuencia de una respuesta de sumisión, miedo, ansiedad o excitación. El cachorro, a partir de la novena semana de vida, comienza a elegir zonas de eliminación más concretas, alejándose de donde duerme, y por ello, el adiestramiento doméstico implica aprovecharse de esta circunstancia. Para ello podéis seguir estas sencillas pautas:

1. Comenzaremos sacando al cachorro al aire libre cada poco tiempo. Siempre nada más levantarse de dormir y después de cada comida.

2. Debemos observar las señales previas a la eliminación, tales como el olfateo y las vueltas en círculo. Cuando las detectemos llevaremos al cachorro al sitio elegido sin sobresaltos y de una forma suave.

3. Seguiremos siempre el mismo recorrido en el exterior, ya que la identificación del olor y el lugar sirven para estimular la eliminación posterior.

4. Es eficaz premiarle con palabras, caricias o recompensas siempre que lo haga en el lugar apropiado. «Celebrar» una caca suena raro, pero funciona a la hora de la enseñanza.

5. El único castigo que se debe emplear es la represión verbal durante el acto de eliminación en un lugar inadecuado, siempre y cuando le descubramos en el mismo momento en que lo esté haciendo.

6. Cualquier zona de la casa donde el cachorro haya eliminado debe ser limpiado perfectamente y a ser posible usar neutralizante del olor, nunca lejía ni limpiadores amoniacales o perfumados.

Los perros son animales de manada y como tales establecen relaciones sociales con los individuos con los cuales conviven, considerando a los miembros de la familia humana como individuos de su manada. Si el cachorro no admite la hegemonía y disciplina de la familia puede intentar escalar en la jerarquía social hacia la posición dominante. Esta es una posición inadecuada, ya que hará que un cachorro gracioso y simpático se convierta en un perro adulto desobediente, rebelde, dominante e, incluso, agresivo. Para evitar que esto suceda se debe estimular precozmente la obediencia del cachorro mediante una serie de reglas fáciles de llevar a cabo:

1. Crear rutinas en el cachorro: paseos, comidas y juegos.

2. Iniciar pronto el adiestramiento en obediencia.

3. Antes de darle al cachorro algo de valor (alimento, caricias o paseos) es aconsejable que responda a una orden de obediencia (siéntate, quieto).todas las recompensas se deberían dar tras una muestra de obediencia.

4. Premiar todas las conductas obedientes con caricias o alimento y, sobre todo, nunca dar premios por iniciativa o exigencia del cachorro (ladridos, gemidos, lloriqueo, arañazos o empujones...)

5. Manipular al cachorro frecuentemente: cepillarle, cortar uñas, limpiar ojos y oídos, cepillar dientes...

6. Identificar las expresiones y manifestaciones dominantes: gruñidos, mordiscos o arañazos... e inmediatamente ocuparse de ellas. Debe cambiarse el tono de voz (más grave) y colocarle en posturas de sumisión (boca arriba, sujeto por la piel del cuello, sentado...)

Aprender las respuestas a unas órdenes de obediencia básica ayuda al propietario a establecer su liderazgo y a disfrutar de la relación con su cachorro. Un perro obediente y bien educado se puede llevar a «casi» cualquier sitio, aunque tristemente en España nos queda mucho por aprender de otros países que los aceptan como un miembro más de la familia. Claro que estos privilegios vienen de la mano del comportamiento cívico de los humanos responsables de esos perros.

Las principales órdenes que conviene enseñar a un cachorro son:

1. Acudir a la llamada: se le debe enseñar llamándole por su nombre, con un silbato o con un *clipper,* y cuando obedezca premiarle con alguna golosina. No debes dejarle libre hasta que obedezca perfectamente en casa y comenzar a enseñarle en lugares en los que no haya peligros cerca, como coches u otros perros que distraigan su atención. Si el cachorro es muy nervioso conviene cansarle primero con un paseo o juegos y luego comenzar con el adiestramiento.

2. Sentarse: llamar al cachorro y levantar la mano con un premio por encima de su cabeza a la vez que se le dice "siéntate". A medida que el cachorro levanta la cabeza hacia el alimento pasa de un modo natural a la posición de sentado. A veces es necesario ayudarle presionándole la zona lumbar con la otra mano hasta conseguir que se siente. En el momento que lo haga se le dará el premio, espaciando cada vez más el tiempo que permanece sentado hasta que recibe la recompensa.

3. «A tu sitio»: conviene que el cachorro tenga un lugar (cama, alfombra o transportín) donde estén sus juguetes y mordedores y que ese sitio sea un lugar agradable al que ir. Esta orden nunca debe ser un castigo para el cachorro. Se le puede acostumbrar diciéndole «a tu sitio» y llevarle alguna golosina para que se quede tumbado.

En ocasiones, os podéis encontrar con algunas dificultades en la educación. Pautas inadecuadas iniciales que aún estáis a tiempo de evitar o malos hábitos que vuestro perro ha adquirido y que queréis modificar. Veamos algunos ejemplos:

1. Tirar de la correa en exceso. Muchos perros tiene el mal hábito de ir tirando de la correa arrastrando a su dueño durante el paseo, lo que hace que éste se convierta en algo desagradable y, dependiendo del tamaño del can, incluso peligroso. El problema es más fácil de prevenir que de tratar enseñando al cachorro la orden de «atrás», «junto», o «lado», a la vez que se da un tirón seco de la correa. En caso de que esto no sea suficiente existen en el mercado diversos modelos de correas educativas (¡nunca collares de pinchos o eléctricos!) que frenan al perro al tirar de ellas. Siempre el tirón debe de ir unido a la palabra que lo ordena para que el cachorro lo identifique.

2. Subirse de un salto. Los cachorros, sobre todo los de mayor tamaño, pueden ser una auténtica molestia cuando se suben encima de las personas y muchas veces el problema radica en la conducta contradictoria entre los distintos miembros de la familia. Por ello, es importante que si intentamos corregir esa conducta, toda la familia siga las mismas normas. En primer lugar, intentar mantener las salutaciones en un tono moderado, para evitar que el cachorro se excite en exceso. Se le elogiará ligeramente y con tranquilidad cuando se acerca y no se sube de un salto. Bajo ningún concepto se le premiará por subirse encima. Además, debemos evitar juegos que impliquen saltos. Cuando se suba encima se le debe de reprender verbalmente con un «No». A continuación le daremos una orden que distraiga su atención, como por ejemplo que se siente, y le premiaremos por su conducta obediente.

3. Ladrido excesivo. El ladrido es uno de los medios naturales de comunicación canina. Las causas de ladrido son varias: reclamar comida, contacto social, conductas de ansiedad o pelea. El ladrido puede ser reforzado cuando el cachorro consigue a través del mismo lo que desea: juegos, atención o premios. Si no queréis fijar ese tipo de conducta, que cuando es un bebé resulta simpática, no debéis reírle la gracia al escucharle. Hay que evitar premiar el ladrido con atención, comida o juego. No acudir cuando el cachorro ladra y acostumbrarle a sonidos, ruidos y personas (socialización).

Debe evitarse pegar al cachorro. No es necesario para la educación. Y menos aún con la mano o con algo que lleves en ella. La mano del propietario sólo debe ser asociada con el afecto, con el juego o con las recompensas.

Para terminar este capítulo, resaltar de nuevo la importancia de la etapa de socialización en los cachorros. Este período tan crucial para el desarrollo del comportamiento del perro y del gato finaliza en los cánidos a las 16 semanas. En el caso de los gatos esta etapa finaliza más temprano, a las 7 semanas de edad.

Todo lo que no hayan conocido en este periodo será filtrado a través de la exploración desconfiada de un animal joven que se acercará tímidamente. Por ejemplo, si nuestro cachorro no ha sido relacionado con niños, cuando sea un perro adulto no los reconocerá como algo natural, ya que la proporción cabeza/cuerpo, los movimientos erráticos y el timbre de voz de los infantes no se asemejan a la de los adultos humanos. Por esta razón hay perros que tienen miedo a interaccionar con los niños. Lo mismo puede suceder con personas de otras razas, diversos utensilios (paraguas, sombreros, bastones, etc.), con otros perros/gatos y otras especies animales (caballos, vacas, conejos, etc.) o ruidos variados (fuegos artificiales, petardos, aspiradora, motos, camiones, autobuses, etc.).

Todos hemos escuchado comentarios de familias que afirman que su perro ha sido maltratado por un hombre porque cuando ve a un varón adulto se asusta. Normalmente la razón de este comportamiento es la falta de socialización con los hombres. Es muy probable que ese animal haya sido criado por mujeres. Lo mismo sucedería con un paraguas o un balón, si el cachorro no lo integró como algo normal en su etapa de socialización.

Hay una limitación frecuente que se origina con el protocolo de algunos veterinarios quienes desaconsejan sacar de paseo a los cachorros o dejar a los gatitos salir al jardín si no han completado su calendario vacunal. Si tenemos en cuenta que la vacunación se suele completar cerca de los 4 meses, momento que ya está fuera de los límites del periodo de socialización, podremos entender fácilmente cómo se originan muchos miedos. En mi opinión existen soluciones intermedias, como es sacar en brazos a nuestro cachorro o gatito e intentar comenzar con la pauta vacunal más temprano. No olvidemos que a partir de la segunda dosis el nivel de anticuerpos creado ya es considerable. Por ello, es preferible tener un cachorro bien socializado, que será un adulto equilibrado, a tener un perro miedoso de por vida. Ese temor puede desencadenar agresividad e, incluso, finalizar con una mordedura en una situación en la que el perro se sienta intimidado o arrinconado, cosa que de otro modo no se daría.

No me gustaría obviar los programas de adiestramiento que tan de moda siguen estando. Observo con alegría una evolución hacia un tipo de trabajo conjunto entre la figura del educador y del veterinario etólogo. Esto deja en desuso al clásico adiestrador de perros, que por cierto, tanto daño ha hecho. En realidad, considero a nuestra amada especie canina como una superviviente rodeada de humanos. Nuestra superioridad «racionalizada» genera estrategias de control que aplicamos sobre nuestros canes. Con el paso del tiempo observamos las negativas consecuencias y rectificamos. Me refiero a los collares metálicos de castigo, los collares de radio control con descargas eléctricas, y otros utensilios de tortura que aún se venden para enseñar a un perro a obedecer las órdenes de su dueño. ¡Cuánta crueldad! Por favor, antes de enviar a tu perro a una escuela o dejarle con un adiestrador, infórmate sobre qué tipo de métodos usa, dónde se ha formado y cómo trata a los animales. No te dejes guiar por los resultados que ha obtenido el perro de tu vecino o la publicidad. Es un tema muy serio y puedes evitar daños importantes.

CAPÍTULO 8

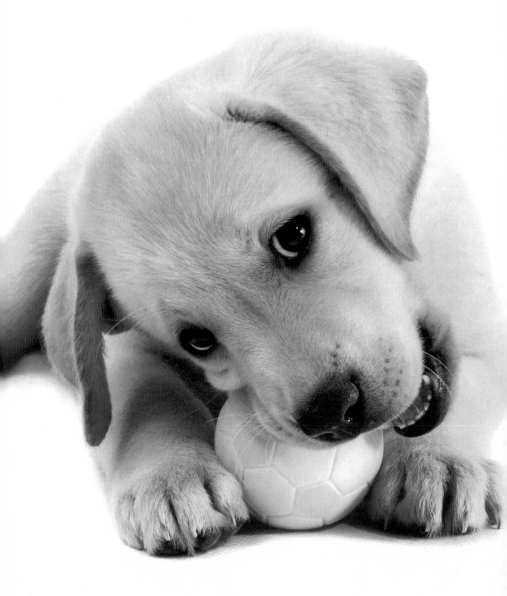

Emociones
y sensibilidad animal

Si fuese posible encuestar a nuestros animales domésticos al respecto de su opinión sobre su calidad de vida y sobre si son felices o no, más de uno quedaría estupefacto al conocer la respuesta de su animal. Tenemos una cantidad importante de conceptos equivocados. En primer lugar, un cierto egoísmo humano disfrazado de amor compasivo; en segundo, resquicios de una somera actitud esclavizadora que, cual especie superior, nos dota de unos derechos que nos atribuimos por considerarnos seres superiores; en tercer lugar se ubica el desconocimiento sobre las emociones, el comportamiento y la educación animal.

Fue gracias a la simpática historia de Konrad Lorenz que me contaron en la facultad, allá por el año 1988, cuando se despertó en mí la curiosidad por la psicología animal y el estudio del comportamiento. El Sr. Lorenz, considerado como el padre de la Etología o ciencia que estudia el comportamiento animal, sometió a un grupo de patitos recién salidos de sus cascarones a la experiencia de ver su imagen humana la primera nada más nacer. Lo que descubrió tras esto lo llamó *imprinting* o impronta, que no es otra cosa que la identificación como especie animal, que sucede tras el efecto espejo que se produce al verse reflejado en ese ser vivo, al que un recién nacido ve por primera vez. En este experimento los patitos siguieron a Lorenz a todas partes como si de su mamá se tratase.

Se prosiguió el estudio del comportamiento animal, tanto en cautiverio, como en su hábitat natural. Evidentemente, los animales que eran privados de su libertad y vivían enjaulados, en el peor de los casos, o en las condiciones que el ser humano le ofrecía intentando reproducir un ambiente, no mostraban sino las consecuencias de esa privación y las enfermedades derivadas de esta situación. Esto es lo que sucede en la actualidad en los zoos, parques temáticos o safaris, animales de experimentación y de laboratorio. No difiere tanto del sufrimiento que infligimos a veces a los animales con los que compartimos planeta. Prácticamente a la totalidad de los animales de abasto, explotaciones intensivas ganaderas, animales salvajes en cautividad y, en algún caso extremo, a los de compañía.

Al cursar estudios de Etología aprendí sobre el comportamiento animal. Intuí el «cautiverio», aceptado socialmente al ser llamado domesticación, al que sometemos a nuestros queridos perros, gatos, conejos y demás llamadas «mascotas». Ese amor que decimos profesarles se convierte en su cancerbero y justifica que le pongamos límites a su libertad en pro de su salud, sin pensar que su equilibrio psico-afectivo y emocional es la base de su salud física.

Me refiero, por ejemplo, a esos gatitos que viven en un piso en solitario, con la terraza vallada, totalmente aburridos, que no paran de comer por ansiedad todo el día, que llegan a ser obesos y más tarde diabéticos por falta de libertad y de ejercicio. ¿Es verdadero amor tener un gato sólo en un piso más de 10 horas al día? ¿Es justo tener un perro sólo en una parcela, en una terraza o atado a una cadena? ¿Es de recibo justificar que los perros pequeños no necesitan salir y ponerles un arenero en casa para no sacarles de paseo? ¿Debemos seguir consintiendo que criadores y tiendas de animales tengan perros y gatos en jaulas haciendo su negocio? Hay un sin fin de preguntas que me hago en voz alta y me atrevo a plasmar aquí, en nombre de ellos, los animales, los sin voz.

A lo largo de los años de profesión he podido constatar cómo han aumentado las enfermedades directamente relacionadas con las emociones: ansiedad por separación, agresividad inter e intraespecífica, automutilaciones, etc. Todas debidas a una mala gestión de las emociones, del tiempo y de la actividad de los animales con los que convivimos. Nuestra sociedad está enfermando de sedentarismo y nuestros animales de compañía también. Si un animal está obeso hay un problema de trasfondo que es, sin lugar a dudas, de tipo emocional. La mayoría de los animales obesos pertenecen a núcleos familiares con problemas de sobrepeso. Si no hay un problema de la glándula tiroides que justifique el sobrepeso, es evidente que la causa es su alimentación y nuestro perro o gato come lo que nosotros le proporcionamos. Es decir, ellos no abren la nevera o la despensa y se atiborran, por tanto la responsabilidad recae íntegramente sobre la familia. La mayoría de las veces se confunde el amor con la sobrealimentación, al creer que por darle más comida, golosinas o extras, le amamos más.

Hablaré ahora de manera más concreta sobre las emociones de nuestros animales de compañía y de la existencia de algunas emociones universales a través del reconocimiento de la expresión facial y corporal. Las podemos dividir en dos tipos: las primarias (sorpresa, asco, alegría, miedo, ira y tristeza) y las secundarias, fruto de la socialización y el desarrollo de capacidades de relación (culpa, vergüenza, orgullo, celos, etc.)

La sorpresa es la emoción más breve. Ofrece una respuesta de orientación, pues prepara al organismo para afrontar una situación novedosa y desencadena la aparición de conductas de exploración e investigación. Puede estar asociada a otras emociones como son la alegría o el asco. La expresión corporal asociada es la de postura estática, dilatación de pupilas para aumentar la visión, orejas erguidas y cola inmóvil, con una ligera tendencia a separar el cuerpo hacia atrás, pero no en señal de huida.

El asco es una emoción que protege la vida de los animales. Según la Teoría de la Seguridad Aprendida, el rechazo de las plantas tóxicas se realiza gracias al aprendizaje derivado de memorizar sabores amargos o desagradables con las consecuencias posteriores, como vómitos o malestar. El efecto que produce en el animal es la repulsión. Su expresión corporal es la de rechazo y alejamiento del objeto que le produce asco.

La alegría es la emoción que genera lazos, apegos y facilita la interacción social. Nos llega al corazón ver que nuestro animal se alegra enormemente de vernos como nadie más lo hace cuando llegamos a casa. Su expresión corporal es por todos conocida, pues dan saltos de alegría, agitan la cola sin parar, vocalizan gemiditos de felicidad y en el caso de los gatos se nos acercan, se frotan con nuestras piernas activando el marcaje facial que a su vez les hace segregar feromonas de efecto tranquilizador.

El miedo es también una emoción básicamente instintiva respecto a la supervivencia. Produce desasosiego, autodefensa y, en casos extremos, pérdida de control (orinarse encima por ausencia del control de esfínteres). Puede aprenderse por comportamiento de imitación y además estar asociado a ansiedad, ya que ésta aparece como anticipación de algo que va a suceder y que el animal no quiere que ocurra, como por ejemplo la salida de los miembros de la familia al trabajo cada mañana. Lo más importante es tratarlo lo antes posible para que no quede fijado en el carácter. La expresión corporal presenta orejas hacia atrás, cola entre las patas, temblores, cuerpo en postura de huida y pupilas muy dilatadas. Lo más habitual es el miedo al castigo, al dolor físico (inyecciones o manipulación en el veterinario), a permanecer solos en el domicilio y la fobia a los ruidos estridentes, como petardos, fuegos artificiales, motos, etc.

La ira moviliza conductas de ataque y produce cierta inestabilidad emocional, pues se pone en tela de juicio quién domina a quién en una situación dada. Suele darse más frecuentemente de manera intraespecífica (entre animales de la misma especie) y del mismo sexo, aunque también se puede encontrar la interespecífica (entre animales de diferente especie, o animales y humanos) y de distinto sexo. En los felinos se produce por la disputa del territorio y en los cánidos es más habitual por dominancia. La expresión corporal en perros nos muestra un cuerpo tenso, pelo de la cruz y la línea media dorsal erizado, orejas muy erguidas, mirada fija y cola elevada e inmóvil. En los gatos las orejas están completamente plegadas hacia atrás, el pelo de todo el cuerpo y la cola erizado, maullidos amenazantes y la punta del rabito en movimiento.

La tristeza ralentiza los movimientos y la actividad cognitiva. La padecen ante situaciones de pérdida de un ser querido o en abandonos, pudiendo llegar a generarse depresiones severas. El animal presenta una postura corporal como cansado y lento, no mostrando interés en nada, salvo por la comida. La expresión corporal será la de una mirada apagada y una actitud de desgana general.

Las emociones secundarias son fruto de la socialización y de las capacidades de relación con los humanos. Por ejemplo, la culpa es un tipo de emoción que aparece en cuanto hemos reprendido a nuestro perro por algo que no queremos que haga y en cuanto se repite la situación su memoria activa el miedo al castigo, por lo que se podría asemejar a la culpa en los humanos. Los celos son habituales al entrar en competencia con otro animal por la atención de los familiares y pueden desencadenar ataques de ira que habrá que evitar para que no se cree un hábito. La vergüenza se puede encontrar en situaciones en las que el animal se siente extraño. Puede ocurrir tras un corte de pelo o llevando una ropa con la que no se sienta cómodo, y además despiertan miradas de sorpresa y risas humanas que no saben encajar.

La mayoría de emociones pueden considerarse «contagiosas», lo cual nos recuerda lo alegres que nos ponemos al ver que nuestro perro nos recibe a diario como si hiciera más de un mes que no nos ve. Pero también sucede a la inversa, ya que al tratarse de un tipo de energía que nosotros emanamos, nuestras vibraciones llegan también a estos «receptores animales». Además, las expresamos a través de gestos y posturas, y es de ese modo cómo nuestras emociones llegan a embargar a nuestros animales de compañía. Lo comento en el capítulo de MVTC, pero aquí quiero mencionar la importancia de una buena salud emocional en el entorno familiar para que nuestro animal también esté sano psíquica, emocional y físicamente, pues todos estamos intercomunicados. He visto en muchas ocasiones personas con depresión grave acudir a consulta con problemas recidivantes en su perro o gato, y percibir que quien de veras necesitaba ayuda urgente era su humano. Como fue el caso de una Yorkshire Terrier que acudió a consulta con su «mami humana» acusando graves problemas de piel que no remitían ante ningún tipo de tratamiento, a pesar de haber visitado varios veterinarios especialistas en dermatología. La señora se pasó toda la consulta relatándome los problemas de infidelidad que tenía con su marido y cómo sufría desde hacía años. Tuve claro que esa perrita estaba absorbiendo el estado de nervios de su «mami» y que mientras en casa estuvieran viviendo esa situación, su piel no mejoraría. Esa mujer necesitaba la ayuda de un terapeuta. Éticamente no podía tratar únicamente a la perrita y no colaborar de forma integrada. En ese hogar existía una alteración del entorno emocional y energético doméstico de la familia al completo. No pude hacer otra cosa que no fuera explicárselo tal cual a la señora, algo que por cierto, no fue bien recibido y que provocó que la señora no volviera a mi consulta.

En la mayoría de casos de este tipo, donde siento que la enfermedad se origina en la familia humana, prescribo flores de Bach. Ayudan al animal a no sufrir por su humano, a no preocuparse en exceso por la salud de su «mami» o su «papi» y a aceptar los sentimientos que hay a su alrededor. Normalmente se producen cambios ostensibles y el paciente mejora.

Por lo general, las herramientas que nos aporta la Medicina Veterinaria Natural son muy valiosas para el tratamiento de los problemas emocionales en los animales. Así es como la MVTC, la homeopatía, las flores de Bach, la fitoterapia o la aromaterapia nos pueden resolver casos de depresión. Es igualmente eficaz en las conductas donde la gestión emocional hace difícil la convivencia con un animal miedoso, agresivo o ansioso, librando además al paciente de sufrir los efectos secundarios que tienen los medicamentos psiquiátricos.

Nuestros perros, gatos y conejos son animales con sentimientos, emociones y merecen vivir una vida feliz al lado de los humanos, siempre desde el máximo respeto hacia ellos para poder así disfrutar mutuamente de una vida plena. Un animal sano es un animal emocionalmente equilibrado y viceversa.

Respecto a los animales de abasto, que son utilizados para la alimentación humana o de otros animales, se les somete a un tipo de «industrialización» sin sentimientos, en lo que se viene a llamar explotaciones intensivas ganaderas. Allí son tratados como objetos de consumo. A las madres e hijos se les separa muy tempranamente para que esos bebés puedan pasar a la cadena de sacrificio y ser parte de la cadena alimentaria humana, teniendo además un precio elevado. Todo esto sucede sin ningún tipo de duda ética por la mayor parte de la sociedad, como si de algo natural y lógico se tratara.

El tema de la muerte de los animales de abasto está legislado según el Real Decreto 3263/1976 de 26 de noviembre, sobre Reglamentación Técnico-Sanitaria de Mataderos, Salas de Despiece, Centros de Contratación, Almacenamiento y Distribución de Carnes y Despojos, que obligaba al aturdimiento de los animales previo al sacrificio. En su artículo 25 aún permitía el uso de la puntilla o puñalada en la nuca que secciona el bulbo raquídeo. La integración de España en la CEE en 1986 nos hizo adoptar una nueva Directiva 74/75/CEE de 18 de noviembre relativa al aturdimiento previo a la matanza. En nuestro país se redactó el Real Decreto 1614/1987 de 18 de diciembre que derogó al anterior y prohibió el uso de la puntilla en mataderos. Lo triste de todo esto es que esas leyes sólo marcan unas directrices con las que «se supone» que en los mataderos los animales no sufren, ya que se les infunde una «insensibilización o aturdimiento» que consiste en dejarles inconscientes en el momento de su muerte, y que será diferente dependiendo de la especie animal de la que se trate (electricidad, electronarcosis, pistola de bala cautiva, cámara de gas, etc.).

Cuando realicé las prácticas en matadero, como asignatura obligatoria en el seno de mi licenciatura, presencié que en el caso de los cerdos se les aplicaban unas pinzas con descargas eléctricas en la cabeza, a los pollos y gallinas se les colgaba de las patas y se les metía en agua electrificada, y a las vacas y terneros se les cortaba el bulbo raquídeo de un puntillazo mientras desfilaban en un pasillo rodeados de vallas de donde no podrían escapar, o sea, de la cadena de sacrificio. No encuentro palabras para describir el horror que se percibía en las miradas de esos animales indefensos. Ese año decidí dejar de comer carne, pues nunca pude imaginar que para que un filete llegara a mi plato era necesario tanto sufrimiento animal.

Es preocupante el sacrificio ritual que realizan algunas religiones como la judía, musulmana o sij, que exigen que los animales, en el momento de su sacrificio, estén en perfecto estado de salud para que se produzca el desangrado completo. Según este principio, un animal aturdido podría considerarse como enfermo. Así, en estos casos el método usado es el degüello, cortando los vasos sanguíneos de ambas partes del cuello (arterias carótidas y venas yugulares) con un único corte y sin dañar la espina dorsal. También les seccionan tráquea, esófago y paquete nervioso. El sacrificio debe completarse en menos de treinta segundos desde la inmovilización y dentro de los diez segundos posteriores a la sujeción de la cabeza del animal. Al seccionar los vasos principales la consciencia se pierde de forma gradual, pero durante este proceso al animal puede sentir ansiedad, dolor y estrés.

Estas excepciones están incluidas en la Directiva 74/577/CEE y lo más inadmisible es que no se obliga en el etiquetado de la carne puesta a la venta a especificar si el animal sacrificado ha sido sometido a un aturdimiento previo o no. En este sentido, una noticia publicada en 2013 indicaba que el 12 % de los bovinos y ovinos (55.000 animales) sacrificados al año en MercaZaragoza se mataron por el rito islámico, habiéndose multiplicado por quince este tipo de sacrificio en los últimos tres años en dicho matadero.

Actualmente en Cataluña, casi la mitad de la ternera y el cordero han sido sacrificados por este mismo rito. Una de las razones de este aumento es que la clientela musulmana compra partes del ternero que no utilizan los demás clientes y estas piezas se quedan sin vender cuando las reses se matan por el sistema convencional. Para aprovechar al máximo al animal, se mata al modo islámico y esas partes se colocan en comercios de clientela musulmana, mientras que el resto se venden en las carnicerías convencionales.

Este tema se encuentra en la actualidad en el Tribunal Europeo de los Derechos Humanos, ya que atañe a los derechos de los consumidores de carne y derivados, que por motivos éticos deben ser informados y así poder elegir un tipo u otro de producto según su método de sacrificio. Hay que destacar que si bien la Unión Europea sigue autorizando esta excepción legal, varios países europeos ya han hecho efectiva la prohibición de sacrificar animales para consumo humano sin aturdimiento previo como son: Suecia, Noruega, Austria, Estonia, Suiza, Lituania, Islandia y Dinamarca.

Respecto a los festejos con animales he de decir que gracias a grupos como AVATMA (Asociación de Veterinarios antitaurinos y contra el Maltrato Animal) al que pertenezco, hay estudios serios publicados donde tras la medición de neurotransmisores en el cuerpo del animal, ha quedado suficientemente demostrado el nivel de sufrimiento de estos seres inocentes.

Tras someter a los toros a diversos métodos de tortura (divisa, puya, banderillas, estoque y en ocasiones descabello) que les provocan lesiones de gran consideración y profundas hemorragias, siguen siendo rematados en las plazas con el método de la puntilla al final del «festejo». La puntilla es un cuchillo de unos 10 cm de largo que se introduce entre la zona occipital del cráneo del animal y la primera vértebra cervical para seccionar el bulbo raquídeo, estructura nerviosa que conecta el encéfalo con la médula espinal. Al seccionarlo, lo que se produce es una parálisis total o parcial, de modo que el animal muere por asfixia al no funcionar sus músculos intercostales ni el diafragma los cuales intervienen en la respiración. Todo esto le sucede en estado consciente y sintiendo niveles muy elevados de dolor, es decir, con un gravísimo sufrimiento.

Estudios científicos han demostrado que el 90 % de los bovinos sacrificados aplicando este método presentaban reflejos neurológicos conscientes compatibles con la vida durante el desangrado. Esta excepción está respaldada en el artículo 13 del Tratado de Funcionamiento de la Unión Europea y por el artículo 1.3 del actual Reglamento (CE) nº 1099/2009 del Consejo de 24 de septiembre donde se indica que estas normativas no son aplicables a animales a los que se dé muerte durante manifestaciones culturales y deportivas. No me extiendo más.

Mencionar otra forma de cautiverio innecesaria para los animales de laboratorio y experimentación, tema en proceso de revisión. Desde aquí hago un llamamiento a la conciencia a la hora de adquirir productos cosméticos, para que leáis en el etiquetado si proceden de empresas éticas donde no experimentan con animales. No es necesario probar un tinte en un conejo que vive enjaulado sufriendo una y otra vez el proceso del tinte para saber si es irritante o no. Hoy día hay muchas personas que se prestan voluntariamente a probar este tipo de productos.

Del mismo modo hay que poner más sensibilidad respecto a la existencia de zoos, parques temáticos de animales y safaris, circos y ferias. Conocí las historias de algunos animales, la vida tan pobre en estímulos que llevan y las consecuencias de ello. Tristes tigres deambulando dentro de sus jaulas, de un lado a otro mostrando una estereotipia típica de ansiedad; elefantes moviendo la cabeza y la trompa de manera rítmica a causa de lo mismo; ponis en las ferias dando vueltas en una eterna rueda, etc. Estas enfermedades psicológicas las describe al completo la Etología y nos enseña cuáles son sus síntomas, causas y tratamientos desde el punto de vista farmacológico, con lo que se prescriben medicamentos psiquiátricos para paliar el sufrimiento.

CAPÍTULO 9

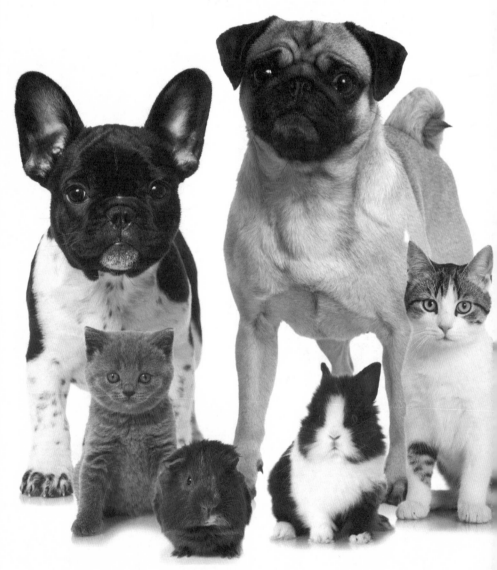

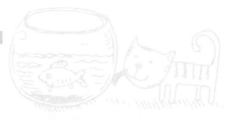

Animales
terapéuticos

Los animales son una gran compañía para las personas. Es fácil relacionarnos con ellos afectivamente. Tener un animal en casa vehiculiza nuestros sentimientos y desarrolla nuestros valores como humanos. Hay estudios que han comprobado que los animales de compañía mejoran nuestra calidad de vida a nivel emocional, social, psicológico e, incluso, físico. Los animales nos aportan sensación de bienestar hasta cuando estamos atravesando por momentos difíciles de la vida.

Multitud de terapias psicológicas incorporan animales para reforzar la autoestima humana y lograr que las personas expresen sus sentimientos. A su lado nos comportamos tal cual somos, sin corazas, disfraces, inseguridades y sin miedos. Partimos de la base de que los animales no emiten juicios. No van a cuestionar nuestro comportamiento si hacemos bien, mal o regular las cosas. No se van a reír de nosotros, no nos van a criticar, ni nos van a discriminar por nuestro aspecto físico. Además, su cariño hacia nosotros es incondicional. Es muy recomendable acariciar al animal, jugar, pasearlos e, incluso, hablar con ellos para desconectar la mente y sentir bienestar.

El pionero en utilizar animales en terapia fue el doctor William Tuke en 1792. Este médico inglés usó animales para educar en el autocontrol a los pacientes de un centro psiquiátrico. Posteriormente, en 1867, el Dr. Bethel desarrolló un protocolo terapéutico para el tratamiento de pacientes con epilepsia en la ciudad alemana de Bielefeld. La Cruz Roja Americana, en 1944, organizó un programa para convalecientes del Ejército del Aire de Nueva York, que ponía en contacto animales con los pacientes.

Posteriormente, ya en el 1960, el psiquiatra estadounidense Boris Levinson fue el primero en demostrar los efectos beneficiosos de tener un animal en su consulta, mientras atendía a sus pacientes. A principios de los años 60, relató las experiencias vividas junto a su perro Jingles, en las que hasta las personas más introvertidas dejaban de lado sus inhibiciones gracias a la presencia del animal. Jingles actuaba como catalizador, favoreciendo la comunicación entre el psiquiatra y sus pacientes. «El animal resulta ser algo mágico que estimula al niño», escribió este psicoanalista en un libro que se publicó en 1969 y posteriormente reeditó bajo el título: *Psicoterapia infantil asistida por animales.*

En nuestros días la terapia asistida por animales forma parte de numerosos programas en los que se trabaja con niños con problemas de comportamiento, geriatría, personas sin hogar o centros penitenciarios.

¿Todavía alguien duda de los efectos positivos de tener un peludo en la familia? Vamos a desglosar los efectos positivos que se revelan tras convivir con un animal en casa:

MEJORAN LA SALUD CARDIACA

Un estudio realizado por la *American Heart Association* ha demostrado que los dueños de perros tienen menos riesgo de sufrir enfermedades cardiovasculares. Estos estudios determinaron que las personas que sacan a pasear a su perro cubren más de la mitad del ejercicio imprescindible en la rutina diaria.

Diversas investigaciones apuntan que el mero hecho de acariciar a un perro, gato o conejo, o contemplar a los peces de un acuario, tiene un efecto relajante que reduce la frecuencia cardiaca y la presión arterial.

EVITAN EL SENTIMIENTO DE SOLEDAD

Los animales reducen el sentimiento de aislamiento y soledad, como refleja el calificativo de «animales de compañía». Su presencia en casa ayuda a la persona a sentirse más segura de sí misma y más protegida. Contribuyen a evitar depresiones por sentimiento de soledad, ya que su compañía estimula el contacto físico y la comunicación. Quienes hablan con su animal tienden a encontrar en ello una terapia de relajación. Además, su presencia facilita la interacción con otras personas y estimula el diálogo.

En estudios llevados a cabo con personas sin hogar se constató que sus perros eran el medio principal para hacer frente a su soledad y que sus animales eran las únicas relaciones importantes en su vida.

MEJORAN LA VIDA SOCIAL

En muchas ocasiones, un perro es un aliado para encontrar nuevas amistades o personas con las que conversar y compartir experiencias. En los parques se forman grupos de familias con perros que coinciden habitualmente para hablar de sus peludos. Las encuestas muestran que la gente que tiene perros confía más en aquellas personas que también tienen animales y, por tanto, están más predispuestos a interactuar con ellas. En otras ocasiones, desconocidos se acercan a acariciar a nuestro perro y se entablan conversaciones. Por todo ello, las personas que tienen estos animales de compañía tienen una vida social más activa.

REDUCEN EL ESTRÉS

Algunos estudios han revelado que vivir con un animal contribuye a reducir los sentimientos de estrés, ansiedad y depresión. Esto se debe a que la caricia sobre el animal estimula la liberación de una hormona llamada oxitocina, sustancia química que produce nuestro organismo y que genera sensación de bienestar. Tras compartir un rato de juegos con sus animales, sus dueños experimentan un estallido de oxitocina, hormona de la felicidad que ayuda a disminuir los niveles de estrés y resulta un buen antídoto contra la depresión.

El equipo de la psiquiatra Sandra Baker, de la Universidad Commonwealth de Virginia (EE.UU), midió las ondas cerebrales de distintos dueños de perros antes y después de pasar un rato con ellos. Descubrieron que tras interactuar con sus animales las personas experimentaban un aumento en la frecuencia de las ondas asociadas a la relajación y una disminución en su nivel de la hormona del estrés, el cortisol.

MEJORAN EL ESTADO DE ÁNIMO

Diferentes encuestas han determinado que las personas que tienen en su casa un gato, un conejo, un pájaro o un perro sienten menos tristeza, e incluso, se encuentran mucho mejor cuando juegan o interactúan con su animal. Esto se debe a que al jugar con el animal se estimula la producción de serotonina, y la dopamina y el cortisol disminuyen. La interacción y el amor recibido de un perro también pueden ayudar a las personas a mantenerse positivas.

ALIVIAN LA DEPRESIÓN

A aquellas personas que por su depresión no tienen estímulos suficientes, un animal les incita y les obliga a comunicarse con otras personas, a salir a la calle, a levantarse de la cama y dar un paseo. Asumir el cuidado de un perro requiere una rutina y te obliga a permanecer activo.

FORTALECEN EL SISTEMA INMUNOLÓGICO

Diferentes investigaciones han determinado que convivir con animales desde temprana edad ayuda a fortalecer el sistema inmunológico, reduciendo el riesgo de desarrollar alergias y enfermedades respiratorias. En Finlandia se ha llevado a cabo un seguimiento con niños desde su nacimiento hasta el año de edad. En este estudio se valoraba el contacto con animales cercanos. Como resultado, se determinó que los niños que más contacto tuvieron con los animales gozaban de un sistema inmune más fuerte. El estudio confirmó que los bebés que conviven con perros sufren un 30 % menos de enfermedades respiratorias y un 50% menos de infecciones de oído.

Crecer con perros y gatos disminuye también el riesgo de desarrollar alergias. Un experimento del Instituto Médico de Georgia (EE.UU), que trataba de demostrar que los niños que convivían con animales desarrollaban más alergias, se encontró justo con el resultado contrario. Los pequeños que tenían perros o gatos en casa sufrían un 50 % menos de alergias y un 45 % menos de asma que los que no vivían con animales.

ESTIMULAN A LOS NIÑOS

Se sabe que los niños que crecen en familias con animales suelen ser más compasivos, cooperantes, sensitivos y mucho más generosos. Perros y bebés tienen una conexión instantánea, se enseñan cosas mutuamente y mantienen una relación afectiva inquebrantable.

Además de ser un compañero de juegos para los niños, crecer con un animal es una oportunidad para enseñar a los más pequeños a ser responsable y a respetar a los animales. Los perros nos brindan la oportunidad para trabajar con nuestros hijos valores como la amistad, la convivencia y la empatía.

Un estudio sobre el vínculo entre los más pequeños y sus animales elaborado por una conocida Fundación, destacó que los niños tienen una atracción natural por los animales y, además, se sienten reconfortados con su compañía. Los niños destacan el valor de su perro por encima de tener muchos juguetes, ropa y cosas materiales. Según este estudio, el 90 % de los niños dedicaría parte de su tiempo a cuidarles; el 80 % renunciaría a un juguete para que su animal tuviese uno; el 75 % madrugarían más para sacar a pasear a su perro; y uno de cada dos niños modificarían sus vacaciones o renunciaría a estar con los amigos por pasar más tiempo con su perro o gato.

REFUERZAN LA AUTOESTIMA

Los perros, y también los gatos, demuestran su afecto de todo corazón, sin importar la edad, el físico, la salud mental o la personalidad de la persona. Aquellos que tienen un animal en casa poseen mayor autoestima, son más extrovertidos, atesoran más valores, son menos fríos y tienen menos miedo a los errores, resultando más seguros en sus decisiones. Esa es la conclusión a la que llegaron científicos de las universidades de Miami y Saint Louis tras una investigación.

Los perros son animales que pueden equivocarse una y otra vez sin tener sentimientos de fracaso, vergüenza o culpa. Por lo tanto, esta es una de las enseñanzas que podemos aplicar en nuestras vidas. Muchas veces, tenemos miedo a equivocarnos, olvidando que los errores son una escuela de la que se aprenden innumerables conclusiones para lograr el éxito.

NOS AYUDAN A DORMIR MEJOR

Un estudio realizado en China desveló que las personas que tienen un perro consiguen dormir mejor por la noche y se enferman con menos frecuencia.

Una gran enseñanza de los perros en el contexto de vida actual, cargada de estrés, de agendas llenas, de prisas y de presión laboral, es aprender a relajarnos y a no preocuparnos por cosas insignificantes. Esto nos ayudará a dormir mejor.

NOS INDUCEN A MEJORAR LA FORMA FÍSICA

Resulta obvio que sacar a pasear al perro, correr o jugar con él supone una actividad física beneficiosa. Una marca británica de productos para animales registró el tiempo medio que dedican los dueños de perros a pasear con ellos: 5 horas y 38 minutos semanales.

Pero, aparte del paseo diario, hay quien apuesta más fuerte. Salir a entrenar acompañado por tu animal tiene muchas ventajas, por ello, en los últimos tiempos se ha puesto tan de moda el llamado *canicross,* que no es otra cosa que salir a correr con tu perro. El animal se convierte en nuestro compañero perfecto y siempre dispuesto para salir a practicar *running.* Los perros son corredores por naturaleza, no se obsesionan por las calorías o los kilómetros recorridos, no les da pereza y no buscan excusas para saltarse el entrenamiento. Se adaptan a tu ritmo perfectamente y lo que es mejor: sin protestar. Antes de salir por primera vez a hacer cross consulta a tu médico y a su veterinario. No olvides nunca llevar agua fresca para todos.

PUEDEN AYUDAR A LAS PERSONAS CON DIABETES

Organizaciones como *Dogs for Diabetics* adiestran perros para ayudar a las personas que padecen diabetes. Son capaces de detectar alteraciones químicas en el organismo y avisan a su dueño. En el *British Medical Journal* apareció un reportaje en el que se afirma que más de un tercio de los perros que viven con personas diabéticas muestran cambios de comportamiento cuando caen los niveles de azúcar en sangre, incluso antes de que los propios pacientes sean conscientes de ello.

MEJORAN LA ESPERANZA DE VIDA

Las investigaciones han concluido, que a nivel general las personas que tienen animales, en especial gatos y perros, tienen una vida más saludable, son más felices, tienden a estresarse menos y, en general, aumentan su expectativa de vida.

NOS HACEN PASAR BUENOS MOMENTOS

Los animales contagian felicidad y nos hacen reír por sus habilidades, por sus caras de ternura y por su inocencia. Ellos son capaces de sacarnos cientos de sonrisas y nos invitan a besarles y abrazarles.

LOS PERROS DISMINUYEN EL ESTRÉS EN EL TRABAJO

Los beneficios de acudir al trabajo acompañado por tu perro son cada vez más incuestionables. Las conocidas como oficinas *dog friendly* permiten la entrada de perros, como son Google y Amazon. La cultura *dog friendly* se está extendiendo progresivamente por el mundo. Algunas empresas americanas consideran que se puede atraer a mejores empleados gracias a su política sobre animales, e incluso, ofrecen una *Doggy Zone,* una especie de *chill out* para perros. En Washington los congresistas pueden acudir con su perro al trabajo. En EE.UU se calcula que más de millón y medio de personas van al trabajo con sus animales, según un informe de American Pet Products Association. Incluso, hay un día oficial de «lleva tu perro al trabajo». La idea es animar a más empresas a probar la posibilidad de ser pet friendly. Hay lugares en España que han asumido la cultura dog friendly como el Campus de Google en Madrid.

Los estudios demuestran que las personas que interactúan con un animal mientras trabajan tienen menores niveles de estrés, lo cual contribuye a fomentar la creatividad y el compañerismo. Disminuye la ansiedad no sólo de sus dueños, sino que también del resto de compañeros. Todo ello origina una mayor satisfacción laboral, lo que puede traducirse en un aumento de la productividad. Ahora bien, hay que tener en cuenta y respetar a las personas que comparten oficina sin son alérgicos o padecen fobia a los perros.

LOS ANIMALES EN GERIATRÍA

Se ha demostrado en numerosos estudios que interactuar con animales aporta innumerables beneficios para los ancianos. Acariciar un animal provoca un estado de paz y tranquilidad que beneficia la calidad de vida de nuestros mayores. Su estado de ánimo florece al estar en contacto con estímulos agradables y divertidos. Cuidar de un animal y responsabilizarse de él provoca un cambio en su rutina, en la que pasa de ser cuidado a ser cuidador. Además, ayuda a vencer la sensación de no sentirse útiles. Incluso se ha podido constatar que disminuye paulatinamente el uso de ciertas medicinas.

Las terapias asistidas con animales se centran en potenciar los efectos de la estimulación cognitiva, gracias al apoyo de un elemento facilitador desde el punto de vista emocional: el animal. A través de estos programas se pretende corregir los problemas conductuales y psicosociales que padece una persona con alguna enfermedad neurodegenerativa. La base científica de la estimulación cognitiva en el envejecimiento se centra en la rehabilitación neuropsicológica. Según estudios realizados por una afamada marca de alimentos para animales, se ha demostrado que la presencia de un animal es muy beneficiosa para aquellas personas mayores que no se sienten queridas, están solas y les cuesta comunicarse. Un animal de compañía puede frenar, e incluso, romper el aislamiento y la poca estimulación mental.

Los perros, los gatos, los conejos u otros animales atraen su atención gracias a sus movimientos, juegos y muestras de afecto. El contacto cariñoso es algo que mucha gente mayor puede echar en falta. Estos seres cálidos y amorosos que se pueden acariciar, tocar o abrazar, pueden ayudar a reducir el estrés y mejorar la salud en general.

Para mucha gente mayor la televisión suele ser el único entretenimiento. Un animal proporcionará estimulación mental a través de la vista, el tacto y el oído. Algunas residencias cuentan con sus propios animales, que suelen ser gatos o peces en un acuario, ya que los perros necesitan más cuidados. En otras ocasiones, son voluntarios los que visitan residencias y llevan perros. Las residencias de personas mayores se están dando cuenta de que es una de las mejores formas de enriquecer las vidas de sus huéspedes y por ello cada vez están más dispuestas a aceptarlas y establecer programas con animales.

🐾 LAS MUCHAS ENSEÑANZAS CANINAS

Sin lugar a dudas, los perros son los «mejores amigos del hombre». Aunque parezca que somos nosotros sus maestros y educadores, ellos pueden enseñarnos importantes cosas de la vida. ¿Qué nos enseñan?

FIDELIDAD

Uno de los rasgos más sustanciales de los perros es la fidelidad, que se relaciona directamente con la lealtad, la honestidad y el amor. Puedes reñirles, gritarles o enfadarte, que ellos nunca te guardarán rencor y te quieren de forma incondicional. La vida está llena de cientos de historias de perros que han recorrido kilómetros y kilómetros para volver a reencontrarse con su familia. O casos de visitas continuas al lugar donde yace su amo.

Nada como llegar a casa cansado y disfrutar del alegre recibimiento de nuestro peludo. Nadie de la familia se alegra tanto como ellos de verte. Estos animales suelen tener una actitud cariñosa en todo momento, por lo que hacen sentirse mejor a las personas que les rodean. Los perros suelen ser muy amorosos con sus dueños, incluso en situaciones difíciles.

EXPRESIVIDAD

Los perros no se pueden comunicar con palabras, pero nos pueden expresar sus sentimientos o decir cómo se sienten a través de su actitud y su comportamiento. Para aquellos que tenemos perro en nuestra familia es fácil comunicarse con ellos, aun teniendo distinto lenguaje. Los perros nos aleccionan que no debemos tener reparo en mostrar nuestros sentimientos. Muchos humanos tienen que aprender a demostrar el amor, la alegría, la tristeza, el cansancio...

CONEXIÓN CON TUS INSTINTOS

Una gran enseñanza de los perros es seguir nuestros instintos, sin tener que ser tan racionales o analíticos. Esta fórmula nos permitirá vivir nuestra vida al máximo, sin necesidad de preocuparnos por cosas que no merecen la pena.

GRATITUD

Los animales en general son muy agradecidos. Muestran fácilmente su gratitud mostrando amor. Seamos agradecidos, ¡tenemos que dar gracias por tantas cosas que nos regala la vida!

ESCUCHAR

Los perros son animales que fácilmente pueden cumplir órdenes gracias a su capacidad para escuchar y relacionar un mandato con una acción. La atención y saber escuchar es algo que se está perdiendo entre los humanos.

Ahora que ya sabes todas las ventajas que ofrece tener un animal en casa y sabiendo también la responsabilidad que ello conlleva, la mejor opción es adentrarte en el mundo de las adopciones. En cada ciudad hay una o más protectoras animales donde puedes encontrar al compañero de tu vida. Cientos de animales esperando la oportunidad de tener una familia como la que puedes ofrecerles tú.

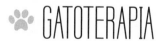

GATOTERAPIA

La amistad entre los felinos y el hombre viene desde lejos en el tiempo. El arqueólogo Jean-Denis Vigne destacó que se han encontrado varias sepulturas de hombres junto con esqueletos de gatos que datan de 8500 años a. C. Ya en el

Antiguo Egipto este felino era representado como un Dios. Se creía que sus ojos reflejaban el poder del sol y la luz en la tierra. Las diosas *Basted* y *Sekhmet* eran representadas con cuerpo de mujer y cabeza de gato. En algunos países asiáticos también tuvieron deidades gatunas, como Li Shou en China o los Bakeneko en Japón. Hoy, en el siglo veintiuno, hay diversos estudios que certifican que la terapia del ronroneo contribuye a mejorar la calidad de vida de los humanos, debido a sus bondades terapéuticas.

La gatoterapia, denominada así por Francisco Cuatrecasas, maestro en Medicina Tradicional China por la Universidad de Ciencias Avanzadas de Florida (EE.UU), concluyó en un estudio realizado que aquellos que poseen un gato por animal tienden a sufrir menos sentimientos de soledad y depresión; sus niveles de colesterol son menores, su presión sanguínea disminuye y son menos propensos a sufrir infartos.

El sonido del ronroneo proviene del diafragma del animal y emite una vibración en todo su cuerpo que tonifica sus pulmones y su corazón. Sus vibraciones son un signo de tranquilidad entre los felinos. Esa vibración beneficia a nuestro sistema nervioso y facilita la tonificación de nuestros músculos.

Nuestro cuerpo dispone de unos canales o meridianos por los que circula la energía. Cuando nuestras emociones no están serenas, estas corrientes energéticas se desequilibran, afectando al estado de nuestra salud física y mental. El gato es un animal especialmente sensitivo, por ello, a través de su intuición, se coloca donde siente que la energía del «su» humano no está equilibrada, es decir, donde puede haber un exceso, déficit o estancamiento energético. Con su ronroneo vibratorio ayuda a movilizar estas energías bloqueadas, actuando como un equilibrador energético. El Dr. Cuatrecasas afirma que en el Instituto de Investigación Animal de Carolina del Norte (EE.UU), se ha demostrado que es un mecanismo curativo similar al tratamiento con ultrasonidos en la medicina moderna, ya que ambos poseen una frecuencia comprendida entre 20 y 50 Hertzios. Tiene un efecto similar al que los monjes tibetanos consiguen recitando 'mantras', un sonido emitido desde el estómago parecido a los cantos gregorianos que crea un refuerzo energético capaz de aliviar ciertas enfermedades.

Un estudio realizado por Elizabeth Von Muggenthaler, especialista en Bioacústica en el Instituto de Investigación de la Fauna de la Universidad de Carolina del Norte, midió el sonido del ronroneo del gato y obtuvo un rango de frecuencia de entre 25 a 40 Hercios por segundo. En 1999 el Dr. Clinton Rubin descubrió que la exposición a frecuencias entre 20-50 Hz a un nivel bajo de decibelios crea estriaciones robustas que aumentan la densidad ósea, por lo que se acelera la curación de fracturas. La estimulación vibratoria entre 50-150 Hz alivia el sufrimiento en el 82% de las personas que padecen dolor agudo y crónico. Quizás, por ello, los gatos también ronronean cuando están de parto o heridos. Con una frecuencia de entre 18 a 35 Hz se trabaja la estimulación biomecánica para la movilidad de las articulaciones. Los armónicos de algunas especies de gatos rondan los 120 Hz y se pueden utilizar para reparar tendones. Quizás por tener estas habilidades curativas se suele decir que los gatos tienen siete vidas.

Jean-Yves Gauchet, veterinario francés, reivindica la utilidad del «ronroneo terapéutico», asegurando que ejerce la función de algunos psicofármacos, dirigiendo a la persona hacia niveles óptimos de relajación, sin efectos secundarios ni contraindicaciones. El gato nos enseña a estar relajados con consciencia y fomenta las emociones positivas. Gauchet también afirma que las vibraciones sonoras del ronroneo tienen efectos tranquilizantes como sucede con la música. Gautchet compara al gato con un violonchelo cuya música se amplifica en función del tamaño de su caja torácica, que ejerce de caja de resonancia.

Se ha comprobado su acción benéfica en personas discapacitadas, con autismo, síndrome de Down, hiperactividad infantil, desórdenes de conducta y depresión. Los gatos no pueden curarles, pero se ha comprobado que mejoran. En las residencias de ancianos en las que se aceptan gatos, éstos reconfortan a los ancianos.

La habilidad de los gatos para cambiar su ronroneo queda patente en un estudio de la Dra, Karen McComb en la revista *Current Biology* donde los gatos pueden imitar la frecuencia del lloro de un bebé para reclamar la atención de sus amos. El sonido que producen con sus cuerdas vocales es mucho más agudo que su ronroneo habitual y es tan molesto que los dueños no pueden ignorarlo.

Tres especies de gatos tienen un armónico de 100 Hz, la frecuencia vibratoria encontrada para aliviar la disnea. Los investigadores han encontrado que el ronroneo de un gato puede disminuir los síntomas de la enfermedad pulmonar obstructiva crónica. La terapia para la disnea (dificultad respiratoria) que presenta esta patología utiliza ultrasonidos a 100 Hz. En el estudio realizado por el Dr. TF Cook, *The relief of dyspnoea in cats by purring* y publicado en el New Zealand Veterinary Journal, comenta que un gato que no podía respirar, y al que estaban considerando la posibilidad de la eutanasia, empezó a respirar normalmente una vez que comenzó a ronronear.

También se les considera de utilidad en la prevención de la violencia doméstica, ya que se ha llegado a la conclusión de que los hombres que maltratan a sus mujeres suelen contar con antecedentes de crueldad con los animales en su infancia. En Estados Unidos se están utilizando gatos con el fin de mejorar la relación con los animales desde la infancia y así prevenir para un futuro venidero.

John Bradshaw, profesor de la Universidad de Bristol y autor del libro *Cat sense* explica que el gato ve a sus humanos como mininos gigantes. El gato es uno de los animales más terapéuticos, recomendado especialmente para personas que no pueden dedicar mucho tiempo al cuidado de su animal o con escasa movilidad que les impida sacar a pasear a su perro.

En Japón y en Corea existen bares de gatos, los llamados *Neko cafés,* donde los clientes van a relajarse después del trabajo y toman té acompañados de mininos, acariciándoles, observándoles o jugando con ellos. En Inglaterra son denominados *Cat Coffe* y en España destaca *La Gatoteca,* situada en el corazón de Madrid. En este lugar tan especial puedes tomarte bebidas sin alcohol, café o infusiones, y leches vegetales como si estuvieras en tu casa, con el añadido de estar acompañado por casi una veintena de gatos, que incluso, puedes llegar a adoptar. Y por si fuera poco, ya es posible comprar discos con miles y miles de «miaus» para pasar horas y horas escuchando armónicos maullidos.

🐾 CONEJOTERAPIA

Las mejores medicinas a veces tienen cuatro patas y son peludas. Nuestros animales ocupan una posición de gran importancia en nuestras vidas. Me pondría a escribir horas y horas de todo lo que me ofrece mi conejo Patuchas, pero a sabiendas de que os aburriría y sería muy pesada os diré que si antes de tener un conejo en casa me hubieran jurado como se adaptan a vivir en familia, no me lo habría creído. Muchas de las palabras escritas en este libro están hechas con Patuchas tumbado a mis pies, ¡es increíble!! Le adoro, mejor dicho, toda la familia le adora.

El conejo como coterapeuta se ha convertido en una herramienta a tener muy en cuenta, debido a que son animales con los que se obtienen buenos resultados. No necesitan ser entrenados, sus cuidados son sencillos, no es necesario sacarlos de paseo, ocupan poco espacio y no hacen apenas ruido. Este animal transmite calma y alegría. Genera gran ternura en quien lo acaricia y es de fácil manejo.

El conejo forma parte de las sesiones de terapia y, a través de la interacción, se consigue disminuir la ansiedad del paciente, se reduce la presión arterial y se disipa la sensación de soledad. Incrementa la comunicación y contribuye a acrecentar el entretenimiento, la alegría y el juego.

Una excelsa ventaja de trabajar con animales a nivel terapéutico es que el paciente no se siente rechazado por ellos, lo cual adquiere gran importancia en el caso de individuos con parálisis, deformaciones, amputaciones, síndrome de Down y autismo. Estos animalitos logran despertar el interés del paciente y relacionarse con él, lo cual significa en muchos casos un primer e importantísimo eslabón para comenzar la terapia. Eliminado ese hermético esquema, se podrá proceder a incorporar otros sujetos a través de la escuela y de la familia. Las sesiones se deben realizar bajo la supervisión de un experto que establezca los objetivos que hay que lograr y marque las reglas de la interacción entre el paciente y el animal.

Los conejos poseen una piel extremadamente sedosa que da gusto acariciar, y al hacerlo, se logra una sensación inminente de relajación, alivio del estrés y depresión, ya que se estimula la producción de endorfinas. Su compañía puede aliviar la soledad en ancianos. Los niños que no tienen contacto físico permanente no desarrollan habilidades emocionales, ni mantienen buenas relaciones con otros, lo que perturba su crecimiento personal y su vida como adulto. Los niños que participan en la crianza de un animal de compañía han mostrado altos niveles de autoestima, mejores habilidades sociales y un mayor sentido de la responsabilidad hacia los demás.

Tener contacto con animales contribuye a sentir una comunicación con la naturaleza. Convivir con un conejo se recomienda para pacientes con problemas de salud específicos pero también es perfecto para todas aquellas personas sanas que buscan calma, relajación, serenidad y evasión de las rutinas diarias.

Cualquier conejo puede ser propicio para la zooterapia, pero existen razas más apropiadas por su docilidad como son: Dutch fajado, Mini Rex, Rex, English Lop y Holland Dwarf. Estas razas aptas para terapia son muy simpáticas y demandan cariño. No es aconsejable el uso de terapia asistida con conejos en caso de infecciones en la piel, alergias al pelo o miedo a los animales.

✿ EQUINOTERAPIA

Los beneficios de los caballos para paliar ciertas enfermedades ya eran utilizados por los griegos. Como tantas otras terapias la equinoterapia o hipoterapia no es un invento de última generación. Hipócrates mencionaba el efecto saludable del trote de los caballos y en siglo XVII se utilizaba la equitación para paliar los efectos de la gota. El método de equinoterapia actual está basado en la relación directa que se establece entre el paciente y el movimiento del animal. El objetivo de la Terapia Asistida con Caballos (TAC) no es que el paciente aprenda a montar a caballo. Está comprobado que el caballo transmite aproximadamente unas 110 vibraciones por minuto que actúan sobre el sistema nervioso del paciente estimulándole y ayudándole a mejorar. Se está obteniendo buen resultado en el tratamiento de enfermedades como la esclerosis múltiple, autismo, síndrome de Down, resolución de traumas, distrofia muscular, problemas de conducta, enfermedades neurodegenerativas y trastornos de alimentación.

El caballo actúa como elemento facilitador en la psicoterapia permitiendo trabajar el auto concepto y la autoestima. Gracias a la ayuda que ofrece el caballo, los niños son capaces de sentirse orgullosos de sus logros, descubren que pueden conseguir ciertos retos y eso les ayuda a ganar confianza en sí mismos. Con la equinoterapia el terapeuta puede maximizar la memoria y la capacidad de prestar atención. A nivel físico se optimiza el equilibrio y la coordinación. Y desarrollar el amor y respeto hacia los animales.

Mi gran amiga Nathalie Amand experta en coaching de bienestar con caballos y fundadora de Planeta Súper Niños fue la que me adentró en el mundo de la terapia con caballos. Ella considera que es una herramienta excelente para poder trabajar a nivel emocional diversos patrones, ya que es la propia persona quien encuentra en si misma sus propias respuestas y recursos. Mediante los encuentros con el animal se realizan ejercicios de conexión con el caballo con los que se puede trabajar con niños, adultos, grupos o familias completas. Nathalie aprovecha estos encuentros para mejorar el bienestar de sus pacientes, trabajar con niños hiperactivos, adolescentes, adultos con estrés, ansiedad, miedos, depresión, falta de autoestima, desórdenes emocionales, falta de habilidades de socialización o situaciones familiares conflictivas. Los caballos se convierten en guías acompañantes en el desarrollo y crecimiento personal.

Nathalie destaca que estos nobles animales no juzgan, ni critican, simplemente entran en empatía con tu estado actual y lo reflejan en sus actitudes. Los caballos son unos maestros expertos en captar el nivel energético y las emociones; su supervivencia ha dependido de ello. Durante las sesiones de coaching de bienestar con caballos, los pacientes experimentan un sinfín de emociones. Estas emociones quedan reflejadas en su cuerpo y son, a su vez, captadas por los caballos. En el coaching de bienestar, el guía/terapeuta suele preguntar lo que deseas «trabajar», y te hará preguntas para guiarte hacia estas respuestas que tienes dentro de ti. El caballo, como un espejo de nuestro estado anímico y emocional, nos guía en el camino hacia el bienestar y hacia un mejor conocimiento de uno mismo. A través de los encuentros con caballos, el paciente se vuelve más consciente de sus patrones emocionales, entonces es cuando puede transformar su estado anímico, eliminar miedos y acercarse más hacia la libertad, es decir hacia su propia paz interior.

La antropozoología es una ciencia que recibe influencia de muchas otras disciplinas, entre ellas la psiquiatría, la psicología, la antropología, la etología y la zoología. Es un estudio científico de las relaciones que se establecen entre los seres humanos y los animales de compañía.

Después de haber leído este capítulo, esperamos que si aún no lo tienes, te animes a poner un «animal terapéutico» en tu vida. Pero igual que él hace mucho por ti, tú también debes hacerlo por él, y he aquí donde empieza el cuidado natural de tu amigo.

CAPÍTULO 10

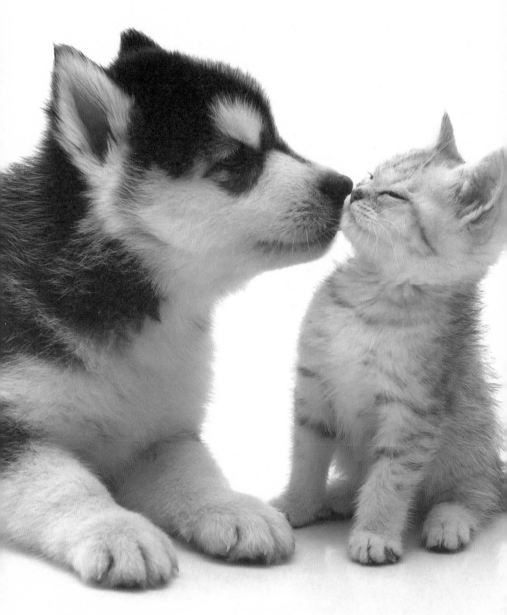

El alma de los animales, la comunicación interespecies y la telepática

Sintiendo el amor más puro que los animales nos pueden dar, conociendo historias increíbles en las que los protagonistas pertenecen al reino animal y compartiendo vivencias clínicas podemos tener la certeza absoluta de que los animales tienen alma. En este capítulo hablaremos sobre este aspecto, no desde el punto de vista religioso, sino desde el filosófico, entendiendo el alma como el principio de vida en los seres vivos, característica que nos diferencia de los seres inertes. Por otro lado, etimológicamente las palabras «animales» y «animación» provienen del vocablo *anima* que se traduce del latín como alma.

Hasta hace pocos años se ha infravalorado al animal con respecto al ser humano, considerado éste último como un ser evolutivamente más avanzado. Sin embargo, novísimas investigaciones de etólogos y zoopsicólogos se enfocan en analizar la biología animal, neurología y gestión emocional desde una perspectiva mucho más cercana al hombre. Fue en el año 2012, durante un encuentro internacional de neurología celebrado en la Universidad de Cambridge, cuando se presentó públicamente el documento *On Consciousness in Human and non-Human Animals* que reconoce desde el ámbito científico que los animales superiores, aquellos que poseen sistema nervioso central y sangre caliente, poseen consciencia o vida subjetiva.

Pero esto no es nada nuevo. Algunos antiguos filósofos, como Tales y Heráclito, ya consideraban que los animales tenían alma. Platón especuló que el alma no se conocía sólo por las actividades propias del cuerpo, sino por las actividades de la mente. Este filósofo griego del siglo III a. C. fue quien planteó por primera vez que el alma tenía diferentes capacidades, más o menos relacionadas con el cuerpo, pero que no somos solamente cuerpo. De este modo se establecía una gradación entre las facultades del alma: la facultad que se ocupa de la supervivencia y la nutrición; la denominada voluntad; y el intelecto.

No debemos obviar que su gran discípulo, Aristóteles, reconoció la existencia del alma como principio vital. En su tratado *De Anima,* este gran filósofo griego diserta sobre los tres tipos diferentes de alma: vegetativa, sensitiva y racional. El alma vegetativa se encarga de las funciones de reproducción y nutrición, y es el alma de las plantas. El alma sensitiva es el alma propia de los animales. Ésta última, además de ejercer las funciones del alma vegetativa, imprescindibles para la vida, se ocupa de las sensaciones, controla la percepción sensible y el deseo. Este alma sensitiva dota a los animales de imaginación y memoria, dos facultades que para Aristóteles derivan directamente de la capacidad sensitiva de los animales. El tercer tipo de alma es el racional, únicamente presente en el ser humano. Además de las funciones propias de las almas vegetativa y sensitiva, el alma racional capacita para ejercer funciones intelectivas.

Partiendo de esta base, ¿dónde va el alma de nuestros animales cuando desaparece su plano físico? Nuestros compañeros peludos son alma, corazón y vida que comparten junto a nosotros. Cuando se termina su camino al lado de sus humanos el cuerpo queda inerte y vuelve a la madre naturaleza. Sin embargo, su espíritu, su alma ¿dónde va? ¿Nunca os lo habéis preguntado? Son seres espirituales que nos acompañan en un trayecto de nuestra vida y que continúan más allá del plano físico.

Mucha gente asegura que cuando perdemos a nuestro amigo peludo ganamos un ángel. Aquí podríamos entrar en debate, ya que algunos diréis que no hay estudios científicos que lo demuestren. Sin embargo, autores de prestigio como la doctora Elisabeth Kübler Ross (con 28 títulos *honoris causa* en su haber) relatan sus miles de experiencias en el acompañamiento a la muerte, como podéis leer en su más que recomendable obra *La muerte: un amanecer.* No cabe duda que indagar en estos temas y abrir la mente a otras posibilidades nos proporciona, cuanto menos, un enorme consuelo para nuestro corazón, porque a estos seres tan especiales llegamos a quererlos en plenitud. Gracias a autores como Elisabeth Kübler es admitido que los seres vivos somos entidades espirituales. Nacemos, vivimos, morimos y regresamos de nuevo en otro cuerpo terrenal a través de un largo proceso de evolución hacia la perfección progresiva. Digamos que se trata de un «reciclaje» evolutivo en el plano espiritual. Y el espíritu de los animales también experimenta el mismo tipo de crecimiento espiritual que los humanos.

Parece ser que nuestras partículas espirituales cuando se encarnan en un cuerpo lo hacen a través del órgano más complejo del organismo, el cerebro. Cuando la vida del cuerpo finalmente se extingue y el cerebro muere, se rompen todos los lazos que retenían a la «partícula» espiritual y ésta se libera y vuelve a la dimensión espiritual. Es por ello, que una vez que fallece nuestra mascota su fracción de alma continúa existiendo dentro del Todo de la dimensión espiritual.

Entonces, la pregunta que se hacen muchas personas de sí es posible comunicarse con sus mascotas fallecidas tiene una evidente respuesta, sí. Pasan al reino espiritual, al igual que lo hacemos los humanos. En el momento de la «muerte física» dejan su cuerpo físico y se convierten en un cuerpo etérico. La muerte se entiende sólo como un nuevo comienzo. Durante un corto periodo de tiempo permanecen en nuestra realidad y cuando llega el momento se desprenden del cuerpo etérico, convirtiéndose en un cuerpo espiritual que nos continúa amando incondicionalmente al igual que lo hacían cuando estaban en el plano terrestre, hasta que llegue el posible momento de una nueva encarnación.

El lugar al que parece ser que van los animales es un espacio que se despliega en varias dimensiones y tiempos, de modo que cada uno es conducido al espacio/tiempo que le corresponde según su nivel de evolución, para continuar en un flujo. El Ser recorre diferentes espacios como si de distintas habitaciones de una misma casa se trataran. Los animales que han sido dañados van primero a un espacio de sanación, donde recuperan su vibración original y viven otras lecciones de su existencia. De esta manera, se aplica el gran principio de Justicia Universal y cada Ser recoge lo que le corresponde. Una vez que ese Ser se ha sanado es guiado por un consejo de sabios para dar el siguiente paso en su existencia. Podría continuar en un plano sutil, o bien bajar de nuevo a planos materiales y experimentar en un cuerpo animal o humano.

Los animales poseen unas facultades naturales que, a menudo, sobrepasan nuestra comprensión e investigaciones. ¿Cómo es posible que algunos animales sean capaces de presentir fenómenos catastróficos que a los humanos nos es imposible detectar a pesar de nuestra tecnología? Su olfato, capacidad auditiva y otros sentidos pueden llegar a explicar estas cosas a veces incomprensibles. Sin embargo, hay quien cree que esas capacidades superiores que todavía no conocemos les permite sentir y ver cosas que los humanos no somos capaces de percibir.

Del mismo modo, los animales se comunican telepáticamente entre ellos y también lo hacen con nosotros. No hay otra explicación para hechos como los que estoy segura que habéis vivido: perros que saben que sus familias están en el camino de vuelta a casa (y no hablo del horario de rutina del trabajo, sino de un viaje puntual), o cuando simplemente has pensado por la mañana que hoy vas a bañar a tu perro y mucho antes de coger la toalla ¡ya se ha escondido bajo la cama! Al respecto de este tema el vanguardista y revolucionario biólogo y bioquímico Rupert Sheldrake, doctor por la Universidad de Cambridge, fue pionero en disertar sobre la telepatía. Entre otras cosas, postula la hipótesis de los campos mórficos, que describe cómo los campos energéticos de información (invisibles, como lo es el campo de gravedad) que van moldeando nuestra existencia como parte de una especie. Comenzó sus experimentos en Londres con pequeños roedores y observó que un grupo de ratas en París aprendía más fácilmente los trucos si antes se les había enseñado a las ratitas de Londres. Y que a cuantas más ratas se les enseñaba ese truco en Londres, mayor era el número de ratas que lo aprendían en París. Para él todo esto es posible al entender que el cerebro, más que un almacén de datos y memoria, actúa como un receptor/emisor, y estos animalitos estarían sintonizando colectivamente.

Algo parecido postula el médico psiquiatra y psicólogo, Carl Gustav Jung, quien con su teoría sobre la memoria inconsciente y la memoria colectiva encajaría el concepto de resonancia mórfica, que postula que cada especie animal, vegetal o mineral posee un campo de memoria propio. Este campo se supone constituido por las actitudes de cada especie y su influencia afecta a los individuos presentes y futuros de esa especie. Por tanto, su teoría no sólo explica la telepatía, sino que explica asimismo la evolución conjunta de cada especie, entendida ésta como colectivos de seres con una genética, pensamientos y acciones comunes que pueden compartir una memoria conjunta, y así moldear su desarrollo. De este modo, podemos entender cómo los grupos sociales de animales se conectan entre sí formando manadas, colonias, etc. La idea es asemejar la red neuronal del sistema nervioso de cada animal a un emisor/receptor, de modo que cada emisor/receptor está conectado a una red inalámbrica de pensamientos o un wi-fi. A través de las emisiones/recepciones de pensamientos los individuos de un grupo social están interconectados y se mueven al unísono, como por ejemplo sucede en las impresionantes migraciones animales. Para entender, además, cómo un animal conectaría con su familia o grupo, comparemos el cerebro animal con un televisor. El aparato electrónico (que sabemos que no almacena la información) sintoniza con determinadas frecuencias para ver un canal u otro, de igual modo que la red neuronal de cada animal sintoniza con la frecuencia de su familia o grupo.

Volvamos a Sheldrake, quien con sus miles de pruebas a lo largo de quince años ha demostrado mediante la recopilación de casos que el 50 % de los perros saben cuándo sus familias van a regresar a casa, cosa que en los gatos sucede en el 30 % de las veces. No significa que sean menos telepáticos que los perros, sino que sus prioridades son «otras». Impresiona de igual modo la elevada cifra de gatos que faltan a sus citas en el veterinario, ya que desaparecen justo antes del momento en que van a ser llevados. Por otro lado, esta percepción y sensibilidad animal ha sido también probada a la hora de detectar terremotos con días de anterioridad, de modo que, en tono irónico pero no menos cierto, se ha mencionado la posibilidad de crear un número de teléfono 900 donde se recopile información sobre comportamientos extraños de animales que pudieran relacionarse con este fenómeno anticipatorio.

La telepatía es conocida desde el chamanismo, ya que éste considera que todo lo que existe en el Universo tiene un espíritu que sabe que pertenece a una totalidad más amplia. Desde entonces hasta la actualidad hay miles de casos que sólo pueden ser explicados a través de este tipo de comunicación telepática interespecies. En los años 70 fue Estados Unidos el país en el que se desarrollaron escuelas para poder estudiar cómo ser un comunicador animal. Así, el pionero a mencionar es J. Allen Boone, quien en los años 1940-50 ya escribió su primer libro sobre la comunicación con su perro pastor alemán, llamado Strongheart. Más adelante aparecieron comunicadores animales como Beatrice Lydecker, Fred Kimball o Penélope Smith, entre otros.

Descubrí la telepatía animal de la mano de mi compañero veterinario Íñigo Campillo. He realizado comunicaciones con pacientes que, además de ayudarme en el diagnóstico de su dolencia, me han hecho llegar mensajes para transmitir a sus familias. Recuerdo el caso de Mara, una labradora con problemas de obesidad que no adelgazaba a pesar de los esfuerzos de su mami humana. Me pidieron realizar una comunicación. En la misma, Mara nos hizo saber que la preocupación que tenía por la enfermedad de su mami, un problema de tiroides aún sin diagnosticar, le afectaba seriamente. Cuando este mensaje fue entregado a su familia y resuelto con las pertinentes consultas médicas y tratamientos Mara comenzó a perder peso. Esta es una de las facetas más bonitas y agradecidas que he descubierto en mi etapa profesional como veterinaria holística.

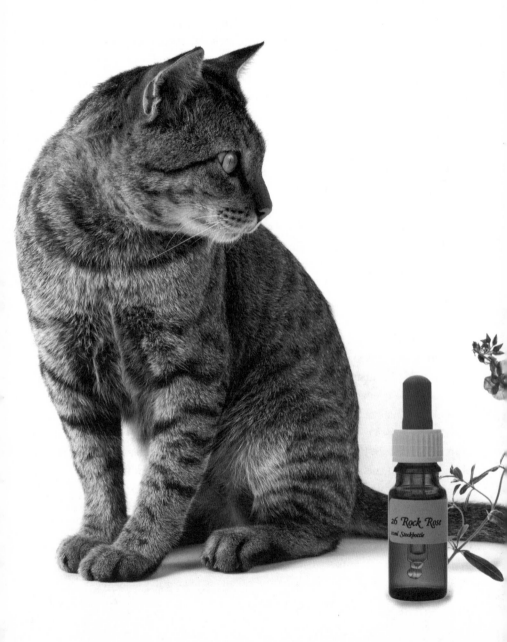

CAPÍTULO 11

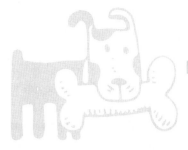

Las flores de Bach
y los animales

Comenzaré este capítulo contándoos cómo conocí las flores de Bach, ya que fue una situación curiosa. Fue allá por el año 2002 cuando tuve la suerte de sobrevivir a un serio accidente de tráfico mientras conducía. Tras llegar ilesa a mi clínica veterinaria, saludé a mis compañeros y me dispuse a pasar consulta, sin poder ocultar un estado de ánimo resultante de una mezcla de miedo, rabia y disgusto. Fue aquí cuando la «mami» del paciente que venía a ser tratado acabó siendo la que me trató a mí. Me preguntó si conocía el famoso Remedio de Rescate del Dr. Bach, y al ver mi desconocimiento sacó, sin dudar ni un momento, un botecito de su bolso y me ofreció tomar unas gotas de aquel maravilloso elixir. Al instante fui consciente de cómo mi estado energético emocional y mental iban cambiando. Ambos se tornaban en una emoción de agradecimiento hacia el conductor del camión que propició el accidente. Gracias a ese percance hice un aprendizaje muy importante como conductora. Desde aquel día comencé a investigar más en profundidad sobre el tema, y a continuación inicié mi formación en flores de Bach. Desde entonces son un amplio número de pacientes y familias quienes han podido constatar los efectos de este regalo que nos ofrece la naturaleza.

Conozcamos la historia de este médico. El Dr. Edward Bach nació en 1886 en Moseley, un pueblo de UK. A los pocos años de licenciarse en 1912 se cercioró de que los tratamientos que se hacían en las consultas convencionales sólo trataban los síntomas, sin tener en cuenta las emociones, ni al enfermo en su forma de padecer la enfermedad. Se especializó en patología, bacteriología y homeopatía. En 1917 tuvo un colapso por una hemorragia y los cirujanos que le operaron le dieron 3 meses de vida. Volvió a su trabajo en cuanto pudo y con al paso de los meses fue sintiendo que la ilusión y la entrega que sentía ayudando a los demás le hacía mas fuerte. Su trabajo le hacía muy feliz y era su fuente de inspiración. Así fue como en 1930, tras seguir los pasos de Hahnemann investigando sobre la homeopatía, cerró su consulta y se fue al campo a buscar soluciones en las plantas y flores. Cada mañana salía a la naturaleza y a través de su intuición iba sintiendo en sus manos las propiedades curativas de cada flor. Observó que la mejor manera de optimizar el poder curativo de cada una de ellas era la solarización. Después las mezclaba con brandy, que actuaba como conservante para mantener la esencia floral.

Continuó sus investigaciones y fue entre 1930 y 1934 cuando identificó los doce estados de ánimo, que para él eran la base de las enfermedades. A las doce flores que equilibraban las denominó «los doce curadores». A partir de ahí aumentó su interés y descubrió los restantes 26 elixires. Al año de concluir su investigación falleció en 1936 sobreviviendo casi 20 años al pronóstico de sus médicos. Con su trabajo y esfuerzo nos dejó un legado que se usa en todo el mundo.

Según la escuela del Dr. Bach, las flores se dividen en grupos según la emoción predominante que queremos tratar: miedo, incertidumbre, falta de interés, hipersensibilidad al entorno, desánimo y desesperanza y exceso de preocupación por los demás. En este capítulo voy a describir los remedios florales agrupándolos según la emoción central que equilibran. En cada descripción de la flor os comentaré las indicaciones principales y a continuación su acción específica. Veamos:

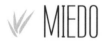 # MIEDO

1. ASPEN (Álamo temblón): Indicado para los perros nerviosos y especialmente miedosos, pero que no sabemos a qué tienen miedo. A menudo llevan la cola entre las patas y son demasiados sumisos. El Aspen puede ayudar al animal que ha sido duramente disciplinado en el pasado. Para cánidos con ansiedad y especialmente temerosos de nuevas circunstancias. Para aquellos que presentan un miedo sin razón aparente o los que de repente se asustan como si hubiesen visto un fantasma. Muy recomendable para gatos hipersensibles, los que nunca se sienten tranquilos y seguros. Los que se sobresaltan fácilmente ante el menor ruido, a pesar de ser sonidos que escucha frecuentemente.

• **Acción: Valor en acontecimientos inesperados.**

2. CHERRY PLUM (Cerasífera): Para animales muy nerviosos que pierden el control de sus emociones y reaccionan con el conocido «pis de la alegría». En aquellos que no moderan sus actos, por ejemplo, los gatos que se acicalan de forma obsesiva un mismo punto del cuerpo hasta llegar a erosionar la piel y autolesionarse; o los que cuando tienen una herida no dejan de lamerla. También ayudará a los que jugando acaban por hacer daño al morder o arañar. Y en el peor de los casos, a los que llegan a automutilarse persiguiéndose la cola.

• **Acción: Control de uno mismo.**

3. MIMULUS (Mímulo): timidez, miedo a diario y frente a determinadas cosas. Cuando se esconden o evitan estar con gente. Tienen miedo a un nuevo hogar, gente nueva, ruidos fuertes, truenos, aspiradoras, al veterinario, en general a las situaciones nuevas. Si el miedo se transforma en terror puede usarse con Rock Rose o Rescue Remedy.

• **Acción: Valentía, coraje.**

4. RED CHESTNUT (Castaño rojo): Animales ansiosos que se preocupan excesivamente por sus dueños o por otros animales, no se separan de ellos si les ven mal y lo viven con angustia. Los que se desesperan al ver a su familia prepararse para salir de casa y no soportan quedarse solos. Y para aquellos que ve a su familia humana, dentro del mar o la piscina, y no paran de ladrar preocupados.

• **Acción: Calma, tranquilidad.**

5. ROCK ROSE (Heliantemo): Especial para animales que se paralizan por pánico, les tiembla todo el cuerpo, miran con los ojos bien abiertos y mirada fija, o salen corriendo para cualquier lado. Es de uso imprescindible para todas las fobias (fuegos artificiales, petardos, tormentas, viajes, etc.).

• **Acción: Calma**

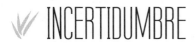

INCERTIDUMBRE

1. CERATO (Ceratostigma): Para animales que tienen falta de confianza en sí mismos. Para aquellos que siempre buscan la aprobación del dueño antes de hacer algo, te miran de reojo para ver si estás de acuerdo y entonces actúan. También es útil para animales dispersos o con demencia senil.

• **Acción: Sabiduría**

1. GENTIAN (Genciana): Para animales desanimados, abatidos, deprimidos a consecuencia de una enfermedad o por causa conocida: cambio de vida, entorno, muerte de un ser querido, separación del cachorro de su madre. Muy utilizada en procesos de recuperación postoperatoria.
• **Acción: Reforzar el ánimo, optimismo.**
2. GORSE (Aulaga): Desesperados, completamente desmotivados, debilitados, vencidos. Se utiliza en casos más severos que los recomendados con Gentian y en animales con enfermedades degenerativas crónicas y terminales.
• **Acción: Dar esperanza y capacidad de superación.**
3. HORNBEAM (Hojarazo): Animales con actitud vaga. Gatos obesos, sedentarios, con problemas para recuperarse después de una enfermedad o con fatiga mental. Para rehabilitaciones físicas puede ayudar junto con Olive.
• **Acción: Recuperación de la energía y la vitalidad**
4. SCLERANTHUS (Sclerantus): Animales con cambios de humor imprevisibles, que pueden pasar de estar hambrientos a perder el apetito, cariñosos y ariscos, no encuentran donde tumbarse cambiando de sitio una y otra vez, cuando salen quieren entrar y viceversa. Inquietos de un lugar a otro.
• **Acción: Aportar estabilidad y equilibrio.**
5. WILD OAT (Avena silvestre): Insatisfacción. Animales perdidos y que han pasado mucho tiempo en la perrera, desorientados. Perros que fueron entrenados y han sido retirados de su labor por enfermedad. Mejora la acción si se combina con Wallnut.
• **Acción: Conexión con la voz interior.**

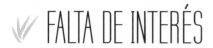

FALTA DE INTERÉS

1. CHESTNUT BUD (Brote de castaño): Ideal para animales que repiten los mismos errores: p.ej. se acercan a algún perro que ya les había atacado alguna vez. Suaviza el proceso que realiza el cachorro para distinguir lo correcto de lo incorrecto (por ejemplo, la diferencia entre el hueso y el zapato del dueño). Gatos que se caen por la ventana una y otra vez. Hembras que repiten los mismos errores en sucesivos partos.
• **Acción: Asimilación y aprendizaje**
2. CLEMATIS (Clemátide): Cuando el animal parece aturdido, tiene la mirada perdida, como si estuviera en otro mundo o muestra patrones de sueño más

prolongados de lo normal. Es útil para ayudar a recuperar la consciencia después de un accidente o anestesia. Usado en conjunción con Rescue Remedy ayuda a los recién nacidos a respirar. Puede darse una gota cada pocos minutos.

• **Acción: Aprender de nuevo a estar aquí y ahora.**

3. **HONEYSUCKLE (Madreselva):** Nostálgicos del pasado en general. Muy útil cuando dejan de ser los reyes de la casa por la llegada de un bebé. Puede ser usado en conjunción con Star of Bethlehem. Muy eficaz si el cambio drástico es porque su ser amado ha muerto. También cuando el animal extraña su hogar y pasa cierto tiempo en otra casa o por vacaciones, cuando es dejado solo por un lapso prolongado. Perros policía o de rescate jubilados.

• **Acción: Recuperar la vitalidad y presencia.**

4. **MUSTARD (Mostaza):** Animales que presentan tristeza o depresión sin causa conocida. Inapetencia. Asociado a una cuestión hormonal. Castración.

• **Acción: Aportar ánimo y confianza.**

5. **OLIVE (Olivo):** Para animales que están totalmente exhaustos, enfermos o traumatizados. Adecuado en post-operatorios, después de grandes esfuerzos como en galgos, caballos de carreras, animales de exposición. Esta flor puede dar fuerza y alivio a los animales seriamente enfermos cuando se usa en combinación con Star of Bethlehem.

• **Acción: Activar la auto-sanación y aumenta la vitalidad**

6. **WHITE CHESTNUT (Castaño blanco):** Ideas obsesivas, estereotipias y comportamientos obsesivo-compulsivos (perseguirse la cola, lamerse repetidamente alguna zona del cuerpo). Obsesión sexual y masturbación. Muy usado en casos de ansiedad por separación junto a Cherry plum.

• **Acción: Paz mental**

7. **WILD ROSE (Rosa silvestre):** Apatía extrema y abandono, cuando el animal no lucha por vivir. Enfermedades terminales o duelos. Hipotermias, sin capacidad de reacción.

• **Acción: Aportar entusiasmo y alegría de vivir.**

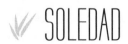 SOLEDAD

1. **HEATHER (Brezo):** Para casos donde el animal siempre quiere ser el centro de atención, ladran por nada, rompen cosas, plantas, ropa etc., saltan

continuamente, muy inquietos. Muy locuaces y expresivos, rascan con las patas.
• **Acción: Aprender a escuchar y a tener en cuenta a los demás.**
2. IMPATIENS (Impaciencia): Impaciencia, irritabilidad, ausencia de descanso, hiperactividad. También se recomienda durante la introducción de un nuevo gato en casa. Cuando al sacarlo a pasear ven la correa y enloquecen y exigen impacientemente salir a pasear, comida o caricias.
• **Acción: Aprender a ser paciente.**
3. WATER VIOLET (Violeta de agua): Aislamiento. Esta flor es ideal para conductas en gatos que se mantienen aislados o no involucrados con la familia. Prefieren permanecer solos y/o esconderse durante sus enfermedades. Útil para los perros indiferentes, auto suficientes, inteligentes, pero solitarios. Eficaz en casos en los que el animal fue socializado relativamente tarde. Es aconsejable administrar cuando adoptamos un gato o perro adulto.
• **Acción: Sociabilidad.**

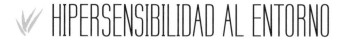# HIPERSENSIBILIDAD AL ENTORNO

1. 1. AGRIMONY (Agrimonia): Para el animal que no se queja a pesar de estar mal o que cuando te ve mal trata de alegrarte. Usado cuando el animal tiene irritaciones de la piel que hacen que se mordisquee a sí mismo, como las alergias o las picaduras de pulgas. Para animales que desvían su atención ante un conflicto. Funciona también para aquellos que se encuentran muy aburridos.
• **Acción: Paz, tranquilidad y serenidad.**
2. CENTAURY (Centaurea): Animales con carácter excesivamente bueno, pasivos y de individualidad poco desarrollada, complaciente y con tendencia a someterse a otros animales. Nunca se enfadan.
• **Acción: Reconocer sus propias fuerzas y seguridad.**
3. HOLLY (Acebo): Cuando nuestros animales son celosos de otros animales, pareja, niños, etc. Hay celos, envidia, rabia y venganza. El animal se muestra hostil hacia el objeto de sus celos marcándole, gruñéndole e, incluso, intentando morder. Holly les ayudará a desarrollar la capacidad de aceptación. Star of Bethlehem puede ser usada en combinación con Holly, obteniéndose excelentes resultados.
• **Acción: Aprender a amar y ser más comprensivo.**

4. WALLNUT (Nogal): Para problemas de adaptación, cambio de casa, viajes, cambio de costumbres (llegada de un bebé, nacimiento de su primera camada), tras el corte de pelo, jubilación de perros de trabajo, etc. Usada en cualquier tipo de cambio.

• **Acción: Capacidad de adaptación.**

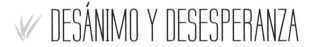

DESÁNIMO Y DESESPERANZA

1. CRAB APPLE (Manzano silvestre): Es un depurativo a nivel psíquico y físico. Limpieza. En cualquier tipo de infección vírica, bacteriana, fúngica o parasitaria. Como depurativo tras los tratamientos con medicamentos. En animales incontinentes que pueden sufrir por estar sucios.

• **Acción: Limpieza controlada.**

2. ELM (Olmo): Para animales de trabajo, competición, carreras, exhaustos por hacer sus tareas. Funciona muy bien en las perras o gatas durante los nacimientos múltiples.

• **Acción: Refuerza, calma y relaja**

3. LARCH (Alerce): Complejo de inferioridad, falta de confianza en sí mismo. Este remedio se puede utilizar para el entrenamiento de la caja de arena, sobre todo cuando se rehúsan a utilizarla, aun cuando ya lo hacían. También para animales de trabajo, caballos de salto que se niegan a saltar cuando están en la pista por temor, mascotas que se presentan a concursos y se niegan a hacer su "show" por susto.

• **Acción: Aprender a tener confianza en sí mismo.**

4. OAK (Roble): Animales con gran autoexigencia y capacidad de lucha. Para animales de trabajo o entrenados para alguna situación.

• **Acción: Aceptación de los propios límites.**

5. PINE (Pino): Han sido castigados por mala actitud (cachorro que rompe cosas en casa), pero a veces se sienten culpables por acciones de los demás. Animales sumisos.

• **Acción: Liberación, paz interna.**

6. STAR OF BETHELEM (Leche de gallina): Duelo posterior a una situación de choque o traumática, como la muerte de un miembro de la familia, un accidente, estado de shock, stress, vivencias súbitas de pasado y presente.

Se utiliza en perros maltratados o abandonados. Establece una compensación y la estabilidad.

• **Acción: Calma, reconexión energética.**

7. SWEET CHESTNUT (Castaño dulce): Casos de desesperación y angustia extrema. Para animales de zoo o en cautividad tras su rescate. Angustia por duelo, madres después del destete.

• **Acción: Calma, serenidad y paz.**

8. WILLOW (Sauce): Resentimiento y rencor. Para aquellos que se ofenden y no se acercan o no miran al dueño en todo el día. Se orinan en la cama o en la ropa del dueño.

• **Acción: Capacidad para aprender a perdonar, paz interior.**

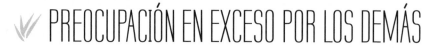 PREOCUPACIÓN EN EXCESO POR LOS DEMÁS

1. BEECH (Haya): Intolerancia, rigidez, exigencia. Casos en que el adulto no acepta a un nuevo miembro como un bebé u otra mascota, a otros animales o cierta gente, o incluso medicamentos, comidas y vendajes. Es efectivo cuando es usado en conjunto con Walnut para mantener la paz entre animales que siempre parecen estar peleando.

• **Acción: Tolerancia.**

2. CHICORY (Achicoria): Para animales posesivos o celosos con sus dueños que solicitan mucho amor y mimos, demostraciones de afecto, continuamente están a los pies, encima o acostado sobre sus dueños. Hacen chantaje emocional. Este remedio es útil para aquellas mascotas muy consentidas y también se recomienda cuando queremos introducir una segunda mascota. Ideal para el perro que sigue al dueño todo el tiempo y siempre está echado a sus pies, sufriendo ansiedad por separación.

• **Acción: Moderación y amor incondicional.**

3. ROCK WATER (Agua de roca): De gran ayuda ante cambios de alimentación o cuando rechazan un nuevo alimento. Para animales condicionados a rutinas y que exigen por ejemplo salir a pasear todos los días a la misma hora. Rigidez mental, testarudos y «tiquismiquis».

• **Acción: Flexibilidad, tolerancia.**

4. VERVAIN (Verbena): Para animales muy entusiastas, incapaces de relajarse, nerviosos. Ideal para perros que constante e inevitablemente están saltando y ladrando. Hiperactivos, exagerados.

• **Acción: Moderación.**

5. VINE (Vid): Son autoritarios y se creen los dueños de la casa. Dominantes con uno o más animales de su entorno, agresivos y tiranos. Notablemente eficaz para los gatos con actitudes autoritarias.

• **Acción: Respeto a los demás, comprensión y tolerancia.**

Y como colofón de este capítulo, os refiero las pautas de preparación y administración de los remedios florales:

• Se preparan añadiendo 4 gotas de cada una de las flores de Bach que hayáis sentido que se identifican con vuestro animalillo. Se ponen en un bote de cristal color ámbar de unos 30 ml de capacidad y se rellena con agua mineral.

• No se incluyen más de 7 flores en un mismo frasco para un tratamiento.

• Se suelen dar 4 gotas 4 veces al día, o se ponen de 5 a 20 gotas en el bebedero. En casos agudos se pueden dar muchas más veces al día.

• Los tratamientos para problemas crónicos deben durar al menos tres meses.

• También se pueden aplicar en los alimentos o chuches, ya que no tienen sabor ni olor.

• Otros métodos válidos para los más sensibles son: humedecer la nariz, las orejas, los labios, el pelo de la nuca o pulverizar el ambiente, por ejemplo para las aves.

• También se pueden administrar como colirios y cremas, mezclándolos con los excipientes adecuados.

Después de conocer todos estos extractos florales, os aconsejo tener en el botiquín de urgencias casero el compuesto llamado RESCUE REMEDY o REMEDIO DE RESCATE, el cual se compone de cinco esencias: Cherry plum, Impatiens, Clematis, Rock rose y Star of Bethlehem.

Se usa en situaciones de emergencia: animales accidentados, estados de shock, coma, tras un ataque epiléptico, recién nacidos, antes y después de la visita al veterinario o un viaje, antes y después de una cirugía, animales abandonados, en cautividad, etc. Por ejemplo, tras un accidente podríamos darle 1 o 2 gotas cada 15 minutos, hasta que veamos que el animalito está más tranquilo.

CAPÍTULO 12

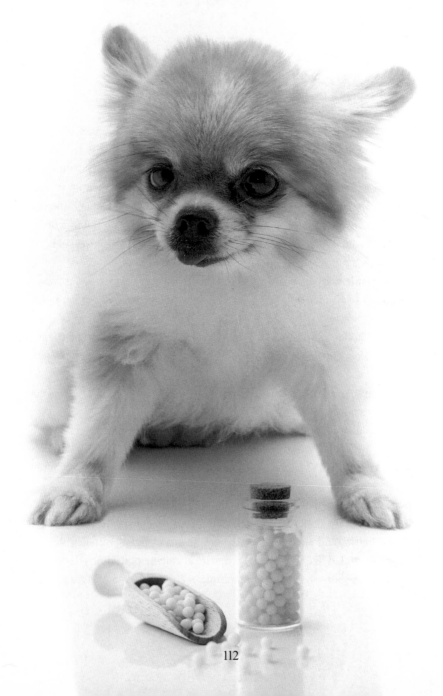

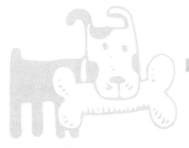

Homeopatía veterinaria

La homeopatía como medicina es reciente si la comparamos con la Medicina Tradicional China o la Ayurvédica de India. A pesar de su juventud se ha expandido por todo el globo terráqueo, teniendo en la actualidad escuelas de gran prestigio en Argentina, EE.UU, India o Francia. En veterinaria cada día es más solicitada por aquellas familias que la utilizan habitualmente para tratar su salud. La homeopatía es un método terapéutico reconocido internacionalmente. Se encuentra incluida en algunos países dentro del sistema nacional de salud, como es el caso de Reino Unido y Suiza. En España se imparte como materia docente en numerosas escuelas y universidades.

En India es usada por millones de personas de bajos recursos económicos, pues es una medicina barata y al alcance de casi toda la población. En este superpoblado país los doctores Banerji (padre e hijo) ven a miles de pacientes a diario y cuentan con una tasa de curación total de tumores cerebrales del 21 %, según hechos constatados con los correspondientes TACs, resonancias, etc. Este espectacular logro ha despertado gran interés en las universidades estadounidenses, con las que han firmado un acuerdo de investigación más que prometedor. En nuestro país contamos con médicos de renombre como el Dr. Alberto Martí Bosch, quien utiliza la homeopatía con un enfoque holístico e integrativo, recogiendo de este modo excelentes resultados en el tratamiento del cáncer.

En España, al igual que en el resto de países de la Unión Europea, los productos homeopáticos son medicamentos regulados por el Ministerio de Sanidad y Consumo (Real Decreto 2.208/94, de 16 de noviembre de 1994, publicado en el B.O.E. de 28 de noviembre de 1994). Por ello, no es lógico el intento de descrédito y censura por parte de algunos profesionales, veterinarios y médicos. En la actualidad se utiliza con buenos resultados en la ganadería ecológica, ya que no deja residuos en los animales. La homeopatía no es una cuestión de fe o creencia, sino que existen muchas pruebas que se han realizado y demuestran que es eficaz, aunque su dilución sea tan elevada que no exista sustancia química alguna en un gránulo. Todo esto es demostrable, hoy en día, gracias a la nanotecnología. La era de la química pura ya ha pasado. Estamos en la era digital y de la energía. Si somos capaces de comunicarnos con teléfonos «sin cables», incluso desde fuera de la Tierra, por qué no vamos a poder curarnos también a través de la energía. Lo que ocurre, en mi opinión, es que a las multinacionales farmacéuticas no les conviene que esto se difunda, ya que podría verse seriamente afectada su industria. Triste resulta que esté muriendo tanta gente en países subdesarrollados de África y no se emplee la homeopatía u otras medicinas mucho más baratas para tratar enfermedades como la malaria. ¿Se antepone el dinero a la curación?

Cierto es que estamos en una época en la que las medicinas no convencionales están de moda y existe mucho intrusismo y engaño. Como método terapéutico, la homeopatía precisa de una anamnesis, exploración y planteamiento diagnóstico y evolutivo que debe ser practicado por un profesional veterinario. Una vez que haya un diagnóstico, el facultativo decidirá el tratamiento adecuado para la mejor curación de su paciente, ya sea: medicamentoso, homeopático o una combinación de ambos. La homeopatía tiene sus límites, aquellos que el sentido común y el conocimiento de los profesionales indiquen. En general, estos límites hacen referencia a patologías graves de salud o a procesos que requieren de una medicación convencional para obtener unos determinados resultados, dadas las características del cuadro: broncodilatadores, quimioterapia... En cualquier caso, la medicación homeopática siempre es útil como complemento a la terapia clásica.

La consulta de un veterinario homeópata no sólo no difiere de la del convencional, sino que la enriquece con una anamnesis y observación exhaustivas de cómo se desarrolla el cuadro clínico teniendo en cuenta la individualidad del paciente, tanto en lo que atañe a los síntomas actuales como a su evolución en el tiempo. El profesional debe estar muy bien preparado y ser honesto. Hay enfermedades terminales que no puede curar ninguna medicina, esto hay que decirlo claramente y no crear falsas esperanzas, ya que se juega con los sentimientos y el dinero de las personas. Una actitud falta de ética debería estar penalizada porque es un lastre en las medicinas no convencionales, tanto en veterinaria como en medicina humana.

Mi relación con la homeopatía empezó casi «por casualidad», aunque confieso que no creo en las casualidades. El farmacéutico que normalmente suministraba los medicamentos a mi clínica tenía información sobre este tema y me la facilitó por si me interesaba. Éste fue mi primer contacto. Sentí enseguida que ésta era una medicina muy profunda y que debía funcionar. Además, aportaba tratamientos para patologías que no tenían solución con la medicina convencional o alopática. Comencé a probar con cosas muy sencillas, como por ejemplo las reacciones alérgicas en cachorros de perros por picadura de abeja o avispa que producen angioedema o hinchazón de la cara. Así, en vez de inyectarle un corticoide que podía influir en su sistema inmunitario e interferir en la vacunación, le administraba *Apis mellifica,* que es el veneno de la abeja altamente diluido y dinamizado para convertirse en medicamento homeopático, por vía endovenosa y posteriormente en glóbulos para que lo siguiera tomando en casa por vía oral. Observaba que la bajada de la inflamación era fulminante. Esto me impulsó a ponerme en contacto con el Colegio de Veterinarios de Zaragoza que organizaba cursos de homeopatía para veterinarios e impartidos por veterinarios. Así es cómo empecé de lleno con el *Unicismo,* que es una corriente de la homeopatía en la que cada paciente, en un momento determinado, tiene un único remedio que abarca toda su sintomatología. Es muy interesante, pero a la vez de difícil aplicación en los animales. La homeopatía unicista me resultó muy útil en los casos clínicos donde se me consultaba por alteraciones de comportamiento, ya que una consulta de etología se parece mucho a una de tipo homeopático, para la cual los síntomas mentales son de gran importancia. Así, por ejemplo, en los casos de hiperactividad, en lugar de recetar un Prozac® optaba por su medicamento homeopático. Un caso muy interesante que traté fue el cócker Tedy, quien padecía coprofagia y vivía constantemente con un bozal. Le di una dosis de Calcárea carbónica 30 CH (un medicamento homeopático procedente de la concha de las ostras) y al día siguiente ya estaba solucionado el problema. En estos casos no sería correcto hablar de efecto placebo ya que tratamos animales, lo mismo sucede en pediatría. Tras observar tan positivos y contundentes resultados decidí ahondar en los estudios y obtuve el título de Especialista en Homeopatía por la Facultad de Medicina de Murcia.

Este método terapéutico tiene en cuenta la particularidad del enfermo a la hora de «expresar» los síntomas de una enfermedad. Valora modalidades de mejoría o empeoramiento, por ejemplo un mismo tipo de dolor articular puede empeorar con el frío en un perro y mejorar en otro. Estos síntomas se entienden como propios de ese paciente y servirán al homeópata para particularizar el tratamiento en cada caso. Tomemos como ejemplo varios perros con cojera crónica del tercio posterior, debida a una enfermedad degenerativa como es la artrosis. En general, la cojera, el dolor y la atrofia muscular están presentes en todos esos perros artrósicos, pero una somera observación e interrogatorio nos hará ver como algunos presentan más dolor al empezar a caminar, mientras en otros sucede cuando llevan un rato en movimiento. Unos mejoran con el calor o en verano y otros con la llegada del frío invierno; a unos les agrada el masaje, a otros no..... Para la medicina convencional dicha especificidad carece de valor y olvida la idiosincrasia particular del paciente a la hora de expresar la enfermedad. Sin embargo, el homeópata realiza un abordaje terapéutico en función de estos síntomas, siendo la respuesta al tratamiento individualizado muy eficaz y rápido. Véase el capítulo de Primeros auxilios, en el que la gran mayoría de tratamientos que se detallan son homeopáticos, ejemplos válidos para demostrar que la lentitud en la acción es uno de los falsos mitos existentes al respecto de esta respetable medicina.

El objetivo fundamental de la medicina homeopática es reforzar la capacidad natural del cuerpo para curarse a sí mismo, basándose en la Ley de la Similitud: «Lo semejante se cura con lo semejante» y desarrollada por Samuel Hahnemann (1775-1843). Esta ley describe que «los medicamentos en dosis infinitesimales son capaces de curar enfermedades análogas a aquellas que ellos mismos, en dosis ponderales, pueden provocar». De hecho, ya Hipócrates en el siglo IV a. C. dejó escritos los principios en los que se basa esta medicina.

Se puede decir que la enfermedad es una acción del organismo para defenderse de determinados factores endógenos y/o exógenos. Del mismo modo, podríamos decir que la curación es la reacción del organismo ante la acción emprendida por la enfermedad. Pues bien, la homeopatía ayuda al organismo a curarse después de la acción emprendida, al potenciar la reacción.

Volviendo al principio de similitud de Hahnemann, digamos que se basa en que:
1. Toda sustancia farmacológicamente activa provoca en un individuo sano y sensible a ella una serie de síntomas característicos de la misma. Esto es

objetivable con la experimentación clínica y toxicológica. A este estudio realizado se le llama patogenesia del medicamento.

2. Todo enfermo presenta una serie de síntomas que le son característicos como individuo y que podemos resumir de manera general en físicos y psíquicos o mentales.

3. La curación, desaparición o mejoría de los síntomas del paciente se produce con dosis muy bajas o infinitesimales de aquellas sustancias que experimentalmente produzcan síntomas similares o muy parecidos a los que tiene presenta el paciente.

Como ejemplo, volvamos al mencionado anteriormente relativo a las reacciones de alergia en las picaduras de abeja, cuyos síntomas son: picor ardiente, dolor que mejora con el frío y edema rosado. Por eso, *Apis mellifica 9CH* (veneno de abeja a dosis infinitesimales) es usado para tratar picaduras de insectos con picor ardiente, urticaria con edema rosado, dolor que mejora con el frío, etc.

Los medicamentos homeopáticos se extraen de cepas procedentes del reino vegetal (más de 1.500 cepas), animal (más de 300 cepas) y mineral (más de 1.200 cepas). Es decir, existen más de 3.000 medicamentos homeopáticos, aunque en la práctica sólo se utilizan unos cientos. Estos se presentan en diferentes formas galénicas, siendo las más habituales los gránulos y glóbulos de lactosa/sacarosa impregnados de la sustancia a utilizar. También se presentan en comprimidos, gotas, jarabes, ampollas bebibles y cremas.

Cuando un veterinario holístico decide tratar un paciente con homeopatía puede combinar los medicamentos propios de la enfermedad con el medicamento que corresponda a la tipología del animal.

El medicamento propio de la tipología del animal se decide en función de su morfología y de su comportamiento general. Os puedo contar varios casos de artrosis y veréis la diferencia de tratamiento entre ellos. Rocky, un perro lento y obeso, de raza Pastor Alemán, envejecía con la alternancia entre los problemas de piel y de caderas. En su caso fue tratado de su artrosis con el medicamento homeopático *Calcarea carbónica 30CH* con una dosis diaria durante tres meses. La mejora en su caminar y en su piel fue muy evidente. En cambio Bijoux, un Galgo de catorce años que tenía problemas respiratorios, cardíacos y de desmineralización ósea, envejecía delgado pero con problemas articulares y de dolor. En su caso decidí darle como tratamiento *Calcarea phosphorica 30CH* con una dosis diaria también tres meses. Su mejora en todas sus patologías se hizo plausible y de manera mucho más rápida, pues esta tipología reacciona velozmente a las terapias. Y finalmente Jedy, el Chihuahua que envejeció sin dientes, sin pelo y los riñones deficientes, pero con una psicología que le hacía ver la vida en color de rosa a pesar de su severa artrosis de codos. En su caso opté por indicarle el medicamento *Calcarea fluorica 30CH* igualmente por tres meses, recuperando gradualmente una gran calidad de vida.

Según la técnica empleada en la preparación del medicamento homeopático encontramos las tinturas madre (TM), diluciones centesimales (CH), decimales (DH), korsakovianas (K) o diluciones LM. Dependiendo del número de veces que se hayan diluido y dinamizado las tinturas madre, a partir de las cuales se fabrica el resto, se adjunta un número que nos informa de las veces que se ha diluido la tintura madre. Eso está directamente relacionado con la duración y la potencia de acción del medicamento. De este modo hay distintos grados de dilución o potencias, y se eligen dependiendo de a qué nivel, con qué rapidez y por cuánto tiempo quiera el veterinario homeópata ejercer la acción medicamentosa. Existen potencias de: 5 CH, 7 CH, 9 CH, 30 CH, 200 CH, etc.

Respecto a la dosificación hay diferentes maneras de administrar el medicamento homeopático a los animales. En medicina humana se dejan los gránulos o glóbulos bajo la lengua hasta que se disuelven. La forma de administración más utilizada con los animales es el método «plus», que consiste en diluir 5-10 gránulos en una botella de agua mineral de 200 ml. De ahí iremos suministrando las dosis, previa agitación de la botella. También se pueden diluir los gránulos que hayan sido prescritos en una jeringa con agua mineral. Al tratarse de una medicina energética no se usan, como en alopatía, las dosis ponderales por kilo de peso del animal, sino que hay una dosis estándar. No se debe mezclar con la comida, ni darse justo antes o después. La frecuencia de administración va desde 4 a 6 tomas por día en los casos agudos, 1 a 3 veces por día en los casos menos agudos y una dosis semanal, quincenal o mensual en los más crónicos. Dependiendo de la evolución vamos espaciando el tratamiento.

Los beneficios de la Homeopatía se derivan de sus características únicas: es eficaz y no es agresiva, no tiene efectos secundarios, no implica iatrogenia o daño producido por un medicamento, ni posibilidad de intoxicación por dosis excesiva. Tampoco tiene límite de edad o estado del paciente y se puede usar durante la gestación, cachorros, pacientes geriátricos y animales polimedicados. Es compatible con la medicación alopática o convencional con la que no tiene interacciones. Amplía el abanico terapéutico en enfermedades donde no hay curación o mejoría con la medicina convencional, y podemos elegirla no sólo por su efecto curativo sino también a modo preventivo.

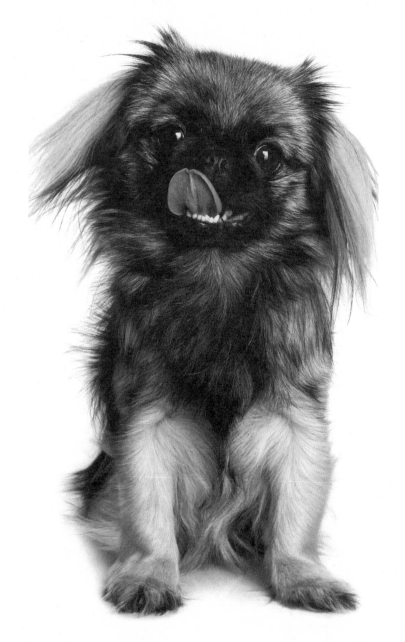

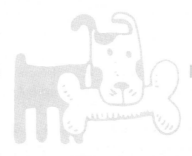

CAPÍTULO 13

Medicina Veterinaria Tradicional China: Acupuntura y Dietoterapia

Los pocos veterinarios que practicábamos medicinas no convencionales, mal llamadas «alternativas» en la década de los 90 y hoy catalogadas como integrativas, nos reuníamos una vez al año para compartir nuestras experiencias. Por aquella época una servidora estaba totalmente centrada en la homeopatía. Uno de mis buenos amigos y colega veterinario acupuntor, me instaba desde hacía tiempo a curiosear en la acupuntura constantemente. Un día, este profesional, dio una charla acerca de la relación entre las emociones y la enfermedad según la visión de la Medicina Tradicional China. Ese encuentro marcó un antes y un después en mi vida profesional y personal.

Lo primero que me maravilló de la Medicina Veterinaria Tradicional China (MVTC) fue su acercamiento al paciente mediante una evaluación totalmente diferente respecto a lo que aquí en occidente conocemos como medicina. En este sistema médico cada ser vivo es un ente especial y único. Una unidad conformada por un complejo sistema activo donde absolutamente todo está interconectado a través de una amplia red de canales energéticos que se distribuyen por todo el cuerpo y a través de los que circula el *Qi* o energía vital.

Toda esta sabiduría ha sido recopilada y transcrita de generación en generación a lo largo de sus miles de años de existencia. Durante todo este tiempo se ha tratado a millones de personas y animales, sin embargo nuestro llamado método científico se limita a hacer un pequeño estudio de laboratorio con algunos cientos de pacientes para lanzar un medicamento al mercado y decir así que está probado científicamente.

La MTC (Medicina Tradicional China) desarrolló un sistema de diagnóstico basado en la observación de la lengua y las facciones, la palpación del pulso, la olfacción del paciente y, por encima de todo, una comprensión muy sutil de la fisiología. Cada enfermedad tiene su origen en un desequilibrio energético. Este desequilibrio es el que el veterinario debe encontrar en su diagnóstico, para poder así equilibrarlo y restaurar la delicada armonía que subyace a la salud. En el estudio de la MVTC encontramos varias ramas y, aunque la más popular en Occidente es la Acupuntura, hay que destacar otros métodos terapéuticos incluidos en su sistema, como son: la moxibustión, las ventosas, la electroacupuntura y la digipuntura. En China todo esto se combina de forma regular con la Fitoterapia Clásica China (tratamientos con plantas chinas), el masaje Tui-Na y la Dietoterapia o terapia nutricional.

Sería de una pretensión desmesurada querer explicar al completo los fundamentos de la MVTC en un sólo capítulo. Al menos, me gustaría exponer lo esencial para que conozcáis de manera somera su filosofía y, sobre todo, sus aplicaciones prácticas e indicaciones clínicas. Os puedo asegurar que van mucho más allá del control del dolor, que es por lo que mayormente es conocida esta terapia. En la Antigua China, anterior a la globalización, era éste su único sistema sanitario y, por tanto, la herramienta a través de la cual se trataban y curaban todas las dolencias, tanto en personas como en animales.

Esta medicina nacida de la observación ostenta varias teorías sobre las que apoya todo su conocimiento y adopta los elementos que encontramos en la naturaleza como marco para explicar el funcionamiento del organismo. Basándose en la alternancia del día y la noche, desarrollaron la teoría del Yin y el Yang. Fijándose en la naturaleza surgió la teoría de los Cinco Elementos, donde nos hablan de la Madera, el Fuego, la Tierra, el Metal y el Agua. Según ésta, a cada elemento se le asocian unos órganos, vísceras, tejidos, emociones, sabores, órganos de los sentidos, colores, etc., como muestra la siguiente tabla:

	MADERA	FUEGO	TIERRA	METAL	AGUA
Emoción	Ira	Alegría	Preocupación	Pena	Miedo
Víscera	Hígado	Corazón	Bazo/Páncreas	Pulmón	Riñones
Entraña	Vesícula biliar	Pericardio interstino delgado	Estómago	Intestino grueso	Vejiga
Orificio	Ojos	Lengua	Boca	Nariz	Oídos
Sentido	Vista	Mente	Gusto	Olfato	Oído
Sabor	Amargo	Ácido	Dulce	Picante	Salado
Color	Verde	Rojo	Amarillo	Blanco	Negro
Tejido	Tendones, uñas	Vasos sangúineos	Músculos	Piel	Huesos, dientes
Secreción	Lágrima	Sudor	Saliva fluida	Mucosidad	Saliva espesa
Estación	Primavera	Verano	Verano tardío	Otoño	Invierno

En la teoría de los Cinco Elementos hay varias vías de interrelación entre los mismos, básicamente las que se conocen como el Ciclo de Generación y el de Control. De este modo, y según el siguiente esquema, podemos ver cómo un elemento genera y nutre al siguiente, en lo que se viene a llamar la relación madre-hijo. Así, el Agua nutre la Madera; la Madera alimenta el Fuego; el Fuego enriquece la Tierra; en el seno de la Tierra se genera el Metal, a continuación el Metal contiene al Agua; y otro nuevo ciclo de generación comienza de nuevo. En el Ciclo de Control cada elemento frena o controla al subsiguiente, lo que se conoce como control o invasión, o también llamada relación abuelo-nieto. Se explica de la siguiente manera: el Agua apaga el Fuego, el Fuego derrite el Metal, el Metal corta la Madera, la cual con sus raíces controla la Tierra y ésta con sus diques frena el paso del Agua. La forma de aplicar estos ciclos a la fisiología del cuerpo es correlacionando los órganos y vísceras a cada elemento. Observando la tabla adjunta veríamos que si hay un exceso de función en el hígado, éste desequilibrio afectará también a la función del corazón por el Ciclo de Generación, pero a su vez también al Bazo y Estómago por el ciclo de Control. Asimismo están los ciclos de Control o Destrucción y el ciclo de Insulto.

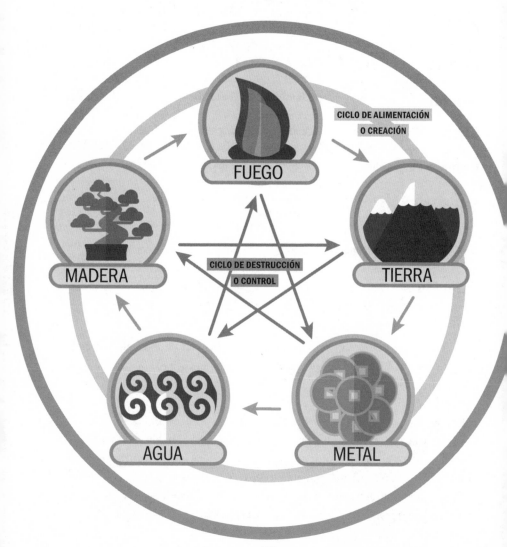

Para entenderlo más fácilmente vamos a poner el ejemplo de dos personas que acuden a la consulta del acupuntor por la misma razón: dolor de estómago provocado por gastritis y migraña. La diferencia fundamental que observamos en la MTC es el abordaje del paciente como un Todo, ya que relaciona una emoción humana con su órgano diana. Por ejemplo, la preocupación y el estrés que se vive a diario está directamente relacionado con problemas tan comunes como: gastritis, hernias de hiato, úlceras de estómago, jaquecas y migrañas. Lo que diferenciará a una persona de otra será el origen de su inquietud. Si se trata de una emoción de ira retenida, en una persona con tendencia a enfadarse por todo, (podría ser por frustración en el trabajo o con la pareja), será el hígado el órgano afectado por un estancamiento de Qi o un exceso de Yang. Al estar este órgano en exceso de energía invadirá la energía del estómago, que es el órgano que está justo enfrente en el Ciclo de Control, provocando problemas estomacales. Del mismo modo, alimentará en exceso el elemento Fuego, que es su hijo, con lo que los síntomas podrán ser dolor de cabeza, inquietud e insomnio. En este caso lo que habrá que tratar es la energía de hígado para reestablecer el equilibrio, y así sanar los problemas de estómago y las migrañas. Podremos conseguirlo trabajando puntos en el meridiano de hígado. Sin embargo, si el otro paciente que acude a consulta con las mismas patologías fuese el perfil de persona tranquila, pero que rumia sus problemas, vive preocupada constantemente pero no se enfada nunca, será la energía del estómago la que se obstruya y no fluya adecuadamente. Todo ello causará dichas alteraciones por diferentes vías: bien por el Ciclo de Agotamiento, debilitando a la madre (el exceso de Tierra agota el Fuego) o bien por el Ciclo de Insulto, donde la Tierra insulta a la Madera y produce desequilibrio en el hígado. En este caso, el tratamiento con Medicina Tradicional China irá encaminado a restaurar el libre movimiento del Qi o energía vital del Estómago, usando puntos del meridiano de Estómago y restaurando el equilibrio entre órganos y elementos, sanando así la gastritis y la migraña.

El hecho de comentaros un caso humano tiene una intención clara, la de que toméis conciencia del efecto que ejercemos sobre la salud de nuestros animales de compañía. Ellos son como esponjas y espejos. Absorben todo lo que hay a su alrededor a nivel energético y reflejan lo que nosotros somos en su propio ser. En mis años de experiencia he encontrado cientos de casos en los que algún miembro de la familia padecía la misma enfermedad que mi paciente. Al comienzo de mi carrera profesional me parecía una simple coincidencia que el animal de la familia padeciera el mismo tipo de patología. Entiendo que entre padres e hijos sí que puede existir herencia genética, pero en estos casos esa causa médica era lógicamente imposible. Años más tarde comencé a comentarlo con mis compañeros holísticos. Tras largos debates todos llegamos a la conclusión de que era cierta esa simbiosis energética y que esos padecimientos tan idénticos y paralelos no respondían a la casualidad. Más bien correspondían a un tipo de causalidad motivada al compartir vida tan estrechamente y existir una conexión energética que va más allá de lo visible a nuestros ojos. No pueden ser casuales todos los casos que he conocido de perros con hipotiroidismo, diabetes, enfermedad de Krhon o cáncer cuyos familiares humanos también lo padecían.

Me gustaría compartir varios casos clínicos como *el caso de Terrie.* Una Westy de once años que acudió a consulta por una cojera crónica. Llevaba su patita derecha trasera arrastrando a consecuencia de una discoespondilosis o «picos de loro». Una lesión severa de la columna a nivel lumbar que estaba siendo tratada con medicina alopática o convencional. Los efectos secundarios de la misma eran una gastroenteritis hemorrágica, por lo que para que su perrita viviera sin dolor la mami tuvo que buscar otras opciones terapéuticas. En la primera consulta durante la anamnesis (interrogatorio clínico donde se pregunta por el historial de salud del paciente) aparecieron todas las dolencias simultáneas que padecía la pobrecita. El listado era impresionante: cardiopatía crónica, alteración hepática y de vesícula biliar, cistitis recurrente, dermatitis, otitis, gingivitis, gastroenteritis crónica que le producía diarreas y vómitos frecuentes. ¿Podéis suponer cuántos medicamentos tomaba Terrie? El diagnóstico según la MVTC fue un Síndrome Boni Bi por Insuficiencia de Yin de Riñón, un Estancamiento de Qi de Hígado y Calor Humedad en Bazo.

El plan terapéutico consistió en dispersar el Qi de Hígado y nutrir la energía del Yin de riñón, con lo que al estimular el elemento Agua apagamos el Fuego que había en todas las patologías que cursaban con inflamación, ya que todo lo inflamado es sinónimo de calor y fuego. Le hice su primera sesión de acupuntura ese mismo día y la mejoría no se hizo esperar. A las 48 horas me llamó su dueña para comentarme que había dejado de cojear, e incluso, se le había tirado de la mesita donde la subía para cepillarla.

Continuamos con el plan inicial de una sesión semanal. Añadimos fitoterapia china y así durante seis sesiones hasta que la mejoría se fue sucediendo en alguna de las otras enfermedades que Terrie sufría. La historia se fue tejiendo a lo largo de tres maravillosos años donde veíamos cómo su calidad de vida no dejaba atisbo de duda sobre su maravilloso progreso. Tan grande fue su mejoría que al verano siguiente Teresa me llamó para comentarme que en Galicia, donde solían veranear y conocían a Terrie desde siempre, le habían preguntado si esta perrita era una joven Westy, porque la viejita había fallecido.

Muy interesante también es el caso de la hurona Cuki, diagnosticada de síndrome de Krohn por biopsia intestinal y remitida por su veterinaria convencional para ver si podíamos ayudarla, ya que los tratamientos alopáticos que usaban ya no funcionaban. La pobre hurona estaba caquéctica y sin pelo, anémica y anoréxica, con lo que las posibilidades de sobrevivir eran escasas. En la primera consulta, por cierto muy complicada de manejar por el mal carácter y la agresividad de Cuki, según la MVTC el diagnóstico fue de un exceso de Yang de Hígado que invadía a la Tierra y se revelaba ante el Metal, por lo que el bazo estaba débil y el intestino grueso también. Me centré en drenar el hígado para limpiarlo, fortalecer el bazo y el intestino grueso y cambiar su dieta a comida natural. Hicimos sesiones semanales durante un par de meses y Cuki respondió comiendo adecuadamente, aumentando de peso y mostrando cómo crecía su manto de pelo. Proseguimos con sesiones quincenales, para más tarde pasarlas a mensuales y así seguir con su mantenimiento. Pasó tres años más disfrutando de una vida muy feliz. Su carácter cambió ostensiblemente en casa y también en la consulta, tanto que cuando venía jugábamos largos ratos y me daba besitos en la frente.

A colación de estas historias os introduzco en el compromiso que se adquiere al tomar la decisión de tratar de forma natural a tu animal, ya que sobre todo se impone la coherencia, valor muy en desuso hoy día. Y digo esto porque no es sólo el veterinario acupuntor quien ayuda a restablecer la salud de nuestro peludo. La familia al completo ha de comprometerse a seguir unas pautas de tratamientos que requieren de una frecuencia, una alimentación saludable y una vida emocional sana, que, por supuesto, implica buenas dosis de ejercicio y salidas al aire libre, algo que en muchas ocasiones observo con tristeza que no tienen mis pacientes. También a veces es positiva una reflexión sobre nuestra propia salud y manera de entender la vida.

En la primera consulta de MVTC se suele dar un diagnóstico y un plan de tratamiento, el cual en la mayoría de los casos suele ser semanal y durante al menos 5-6 sesiones para ver cómo evoluciona el paciente. A continuación, se espacian las sesiones a quincenales, para pasar a mensuales que suele ser la frecuencia habitual en la fase de mantenimiento, aunque hay casos en los que con una sesión trimestral es suficiente.

La gran mayoría os estaréis preguntando cómo es posible pinchar las agujas a un perro, gato o conejo sin sedarlos. Pues bien, gracias a la técnica de inserción de las agujas y al tipo de aguja tan fina que se usa nunca es necesario sedar al paciente. Se suelen poner de 5 a 15 agujas por sesión. Se dejan actuando unos 25-40 minutos, y en ese espacio de tiempo el animal suele relajarse y dormirse, incluso puede llegar a roncar. El tratamiento con agujas se puede acompañar de un tratamiento con plantas chinas, la llamada fitoterapia china, de las consecuentes pautas dietéticas y de ejercicio, que ayudarán a equilibrar el cuadro de desarmonía que sufre el paciente.

Según la MVTC, en la dietoterapia es muy importante obtener en primer lugar el diagnóstico aplicando los fundamentos de la medicina china para poder elaborar la dieta «perronalizada» de cada paciente. Por ejemplo, si sabemos que hay una deficiencia de Yin, añadiremos más alimentos que tonifican el Yang en la alimentación,

A continuación vamos a clasificar los alimentos según la MVTC.

• **Alimentos que tonifican el Yin.** Son aquellos que mantienen y mejoran nuestras reservas profundas nutricionales y suavizan e hidratan el organismo: pavo, pato, ternera, conejo, ostras, cangrejos, huevos, habichuelas, tubérculos (zanahorias, patata, batata, chirivía), tomate, limón, espárragos, guisantes, mango, peras, melón, sandía, manzana, piña, granada, algas, sésamo, espelta, tofu.

• **Alimentos que tonifican el Yang.** Son los que mantienen y mejoran la habilidad del organismo para producir calor y estimular el sistema en general: cordero, pollo, marisco, trucha, venado, riñones, quinoa, nueces, pistachos, castañas, canela, clavo, nuez moscada, jengibre.

• **Alimentos que tonifican la Sangre:** hueso carnoso crudo, hueso con tuétano, sangre, carnes rojas, hígado, pulpo, ostras, sardinas, huevos duros, azuki, espinacas, albaricoques, higos, remolacha, frutos del bosque, fresas, frambuesas, dátiles, algas.

• **Alimentos que tonifican el *Qi*.** Mantienen y mejoran la cantidad y cualidad de energía en el cuerpo: vaca, pollo, pulpo, almejas, conejo, lentejas, higos, coco, dátiles, cerezas, patata, batata, setas shitake, tofu, ginseng, avena, mijo, algas.

• **Alimentos refrescantes o frescos para mejorar cuadros de calor o inflamación:** tofu, mijo, trigo, patata, cebada, espárragos, berenjena, col, manzana, limón, melón, menta, hierbabuena, brotes.

• **Alimentos calientes o cálidos para mejorar condiciones de frío interno:** anchoas, trucha, marisco, pollo, cordero, cerezas, castañas, nueces, albaricoques, melocotones, pimienta negra, cardamomo, clavo, cayena, jengibre, mostaza, nuez moscada.

La presencia y, por lo tanto, la cantidad de cada alimento (y en ocasiones su ausencia) en la dieta habitual de nuestro animal será la que necesite según una serie de factores que convierten la alimentación en algo más complejo de lo que pueda parecer a primera vista. Entre otros factores cabe destacar la edad, el estado general de salud, la estación del año y la zona en la que habitamos. Será por tanto misión del experto veterinario en nutrición, según la MVTC, crear para cada paciente una dieta que balancee el estado general del organismo y cubra todas las necesidades energéticas, calóricas y requerimientos nutricionales para cada animal, en cada etapa de su vida y en cada estación del año.

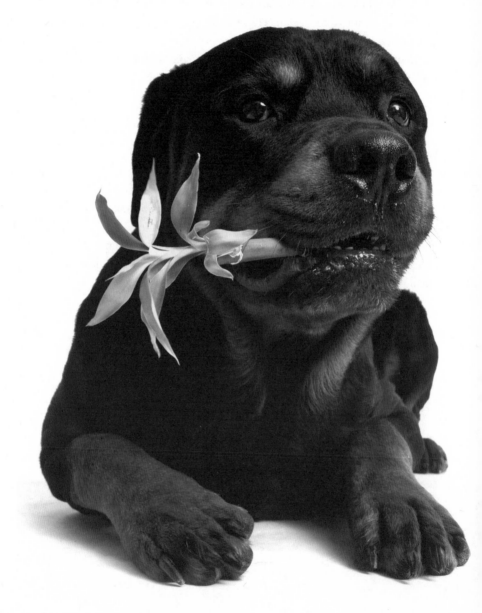

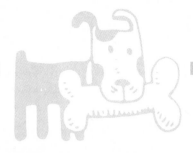

Fitoterapia y aplicaciones prácticas

Las plantas son una maravillosa herramienta de curación. Han acompañado al hombre y a los animales en su alimentación y como remedios curativos desde el principio de su existencia. Fue la única medicina presente en los cinco continentes durante miles de años, por lo que se trata de la medicina más antigua y probada del mundo. En Irak hay restos arqueológicos de granos de polen que se usan en la actualidad como plantas curativas, y datan de 60.000 años de antigüedad. En la prehistoria el hombre vivía en estrecho contacto con la naturaleza, de modo que su innata curiosidad y experimentación con el mundo vegetal le exponía, en ocasiones, por accidente a sufrir intoxicaciones. Tras comprobar reiteradamente cuál era el efecto de cada planta que usaban, lo que podríamos entender como el germen del método empírico, recogían y aplicaban en repetidas ocasiones las mismas plantas para tratar idénticos padecimientos. Probablemente esta es la génesis de la Medicina Ayurvédica en la India hace 10.000 años, de la Fitoterapia China hace más de 3.000 años y de la indígena amazónica, entre otras. Desde entonces hasta hoy, en el devenir de la historia de la humanidad y sus descubrimientos han influido las aperturas de rutas de mercaderes y la relación que surgió entre religión y plantas. La fitoterapia pasó por diversas etapas según las distintas civilizaciones. En Mesopotamia se usaba el opio, el azafrán y la belladona. Su evolución última ha ido de la mano de la ciencia médica, en ocasiones no tan paralela.

La farmacología, como ciencia, data del siglo XIX. Es de sobra sabido que la mayoría de los medicamentos de uso humano y veterinario son moléculas derivadas de las plantas. Al ser el reino vegetal tan amplio hay mucho por aprender y estudiar. Esto exige unas medidas de seguridad que en la actualidad pasan por el control de un organismo como es la Autoridad Europea de Seguridad

Alimentaria (EFSA) y se somete a una legislación que sirve de marco para la producción, autorización, registro, distribución y dispensación de medicamentos tradicionales a base de plantas.

Crecí muy cerca de los animales y de las plantas. De la mano de mis abuelos y tíos que vivían en el campo descubrí el mágico mundo de la botánica y la terapia natural con plantas. Utilizaban emplastes e infusiones para cuidar a los animales que vivían con ellos, y lo hacían con una naturalidad pasmosa.

Algunos de vosotros habréis observado que vuestros animales eligen plantas y las ingieren cuando los lleváis de paseo por el campo o si se las cultiváis en macetas en vuestra casa. Afortunadamente nuestra sociedad camina con paso firme hacia un mayor uso de remedios naturales para la curación, y en este contexto las plantas tienen mucho que aportarnos.

En este capítulo veremos las diferentes formas de presentación y vías de administración de algunos tipos de plantas que podemos usar con nuestros animales, sin riesgo alguno.

Comenzaremos hablando de las plantas que se usan en su forma natural. Según las indicaciones de Xavier Nofre, amigo y compañero veterinario experto en fitoterapia, podemos usar las partes activas de la planta directamente de dos formas diferentes. La primera podría ser de aplicación directa sobre la piel del animal o uso tópico. Es el caso del Aloe Barbarensis, conocido comúnmente como Aloe vera. Esta planta acumula en sus hojas una pulpa que podemos aplicar directamente sobre la piel de nuestros animales. Es una planta común fácil de cultivar en casa o bien de encontrar sus extractos y gel comercializados. Cuando manipules hoja fresca ten la precaución de no utilizar la parte más cercana a la piel de la hoja. Esta zona intermedia entre la piel y el gel transparente desprende un líquido verdoso irritante. Su uso más habitual es en irritaciones, lesiones cutáneas, cuidado del pabellón auditivo externo, quemaduras y procesos relacionados con picor de la piel y la zona perianal.

La segunda vía de administración de plantas sería su ingesta en la comida. Este es el caso del polvo de la planta seca o sus semillas mezcladas con el alimento. Por ejemplo, el Psylium o Platago Ovata. La cáscara de su semilla es de utilidad en procesos de estreñimiento suave, pues al unirse al agua forma una sustancia mucosa que consigue que las heces sean más blandas. Tiene efecto lubrificante y protector del aparato digestivo. Todas estas propiedades facilitan el tránsito intestinal.

Otra manera de utilizar las plantas de forma curativa sería a través de sus extractos, mediante diferentes vías de administración. De forma tópica sobre la piel o mucosas, a través de infusiones de plantas para la limpieza de heridas o por vía oral mezclando una infusión con la comida o la bebida. Los tipos de extractos más habituales y de más fácil preparación o adquisición son los acuosos o infusiones, los oleosos o maceraciones y los aceites esenciales.

Los extractos acuosos o infusiones se obtienen a partir de la mezcla de las partes activas de las plantas con agua hirviendo. Los prepararemos añadiendo agua hirviendo a la cantidad de planta que queramos infusionar. Una vez se haya enfriado, colaremos el líquido resultante y lo guardaremos en un bote de cristal tapado en el frigorífico para su conservación. La infusión la podremos aplicar directamente sobre la piel, ojos, oídos, encías, vulva, etc. Por vía oral podremos usar una jeringuilla sin aguja para su administración o mezclándola con la bebida o la comida.

Veamos algunos ejemplos de plantas muy útiles:

• **La manzanilla (Camomilla romana) y el hinojo** *(Foeniculum vulgare)* podemos usarlos a modo de extracto acuoso en infusión de sus flores. Es de utilidad en los cachorros y animales adultos que sufren flatulencias por exceso de gases en el aparato digestivo. La infusión de manzanilla también la podemos usar para la limpieza y desinfección de heridas de la piel y del pabellón auditivo externo, o de los ojos.

• **El tomillo (Thymus vulgaris)** se usa en aplicación tópica de su extracto acuoso (infusión) al tener un magnífico efecto antiséptico, desinfectante y calmante de la irritación. Sus indicaciones son tan amplias como la limpieza y desinfección de heridas de la piel, del pabellón auditivo externo, de los ojos, de los dientes y de las encías por medio de un algodón empapado.

• **La valeriana** *(Valeriana officinalis)* **y la passiflora** *(Passiflora sps.)* son eficaces en la gestión de procesos emocionales difíciles o animales muy nerviosos.

Los extractos oleosos o maceraciones se preparan sumergiendo plantas en aceite durante varios días. Pueden comprarse o prepararse con planta fresca o con planta seca. Si utilizamos planta fresca la troceamos y si utilizamos planta seca la pulverizamos con la mano. A continuación mezclamos la planta dentro de un bote de cristal transparente, con una cantidad de aceite (oliva, almendras dulces o jojoba) proporcional a cantidad y el tipo de planta utilizada. En el caso de prepararlo a base de polvo de planta seca, mezclaríamos aproximadamente

1/3 de polvo de planta seca y 2/3 del aceite que hayamos elegido. Si por el contrario lo hacemos con las partes activas de la planta, sus flores por ejemplo, entonces llenaremos el bote de éstas, sin comprimirlas en exceso. A continuación añadiremos el aceite que hayamos elegido. En ambos casos el bote ha de quedar suficientemente lleno para que no haya demasiada cantidad de aire en su interior, pero no completamente lleno pues las variaciones de calor a las que va a estar sometido podrían provocar que rebosara su contenido por la tapa. Dejamos macerar a la intemperie durante un mínimo de nueve días y un máximo de cuarenta y cinco. Después filtramos el resultado y lo guardamos en un lugar fresco y protegido de la exposición solar. El macerado resultante es de aplicación directa en la piel y mucosa externa del pabellón auditivo. Algunos ejemplos de plantas de las que se usan los extractos oleosos serían:

• **El tomillo,** usado de forma tópica en procesos infecciosos que afecten a la piel de nuestros animales.

• **La lavanda,** en aplicación tópica, proporciona un buen efecto calmante en procesos irritativos de piel y el pabellón auditivo externo.

• **La caléndula** *(Calendula officinalis)* la usaremos en extracto oleoso de forma tópica. Esta planta está indicada para casos de irritación y heridas por elevado efecto desinfectante, antiinflamatorio y calmante del picor en la piel de nuestros animales.

Los aceites esenciales son extractos concentrados de plantas que se obtienen mediante su destilación en un alambique. Por su complejidad de extracción difícilmente podremos prepararlos nosotros mismos, por lo que deberemos de adquirirlos en tiendas de productos naturales. Estos aceites esenciales tienen una concentración muy elevada. Por ello, nunca deben aplicarse puros. Han de mezclarse con aceite de oliva, almendras dulces o jojoba para reducir su concentración y siguiendo las pautas estrictas de relación producto/aceite recomendadas por el fabricante o por un profesional. Nunca los administraremos por la boca. Los aplicaremos exclusivamente por vía tópica sobre la piel y la mucosa externa del pabellón auditivo. Algunos ejemplos de plantas de las que podemos usar su aceite esencial son:

• **El tomillo** de forma tópica en procesos infecciosos que afecten a la piel de nuestros animales.

• **La lavanda, la valeriana o la pasiflora** funcionan muy bien dispersando una gota de su aceite esencial sobre el collar de nuestra mascota. Ayudan a la gestión de los procesos de nerviosismo de nuestros animales.

Determinadas plantas tienen un grado de toxicidad, por lo que no debéis de experimentar con ellas ni con sus extractos más allá de los usos recomendados. Un uso inadecuado puede provocar en vuestro animal efectos secundarios tóxicos, más o menos graves en función del tipo de planta, de su presentación y la vía de administración que hayáis usado.

No uséis plantas en los tratamientos antiparasitarios externos o internos sin la opinión de un veterinario experto, ya que podéis intoxicar a vuestro animal. Por ejemplo, el aceite de árbol de té que resulta tóxico para los gatos. También es importante conocer la toxicidad de las plantas ornamentales que tengamos en casa o en el jardín, ya que, por ejemplo, los lirios son mortales para los gatos. No es recomendable tener cerca ni una sola flor. Simplemente con el contacto del polen en una patita del gato haría que al acicalarse lo ingiriese, produciéndole un fallo renal irreversible y mortal.

Otra forma de tratar enfermedades con plantas es elegirlas según el desequilibrio que se diagnostique, aplicando los fundamentos de la MVTC. Estas deben ser prescritas por un veterinario especializado, quien elegirá habitualmente una fórmula compleja capaz de resolver la patología. Estas fórmulas suelen venir presentadas en forma de polvo (plantas deshidratadas y pulverizadas), en cápsulas o píldoras de administración oral.

CAPÍTULO 16

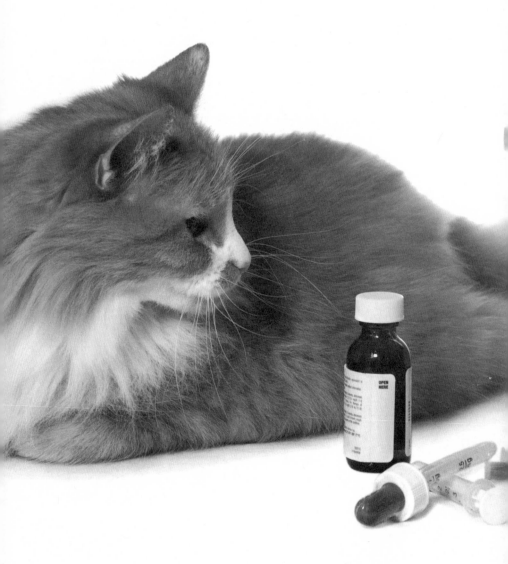

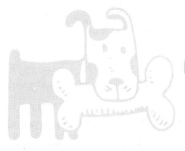

Desparasitación natural interna y externa

Tras estudiar Parasitología, memorizar la taxonomía y clasificar tan vasto grupo animal, te pica todo el cuerpo y tienes pesadillas con bichos gigantes, por haberlos observado a tantos aumentos en los microscopios de los laboratorios. Los tratamientos que estaban disponibles en el mercado hace unos años eran tan tóxicos para los parásitos como para nuestros animalitos. Tampoco existían veterinarios holísticos a los que consultar opciones más respetuosas hacia la homeostasis del mamífero a tratar. Gracias a la investigación realizada en las últimas décadas, los fármacos de hoy día son eficaces en el control de plagas de parásitos, tanto internos como externos, pero también se han minimizado al máximo los efectos secundarios de estos productos.

Por ambas razones, eficacia y toxicidad casi nula, la mayoría de veterinarios holísticos recomendamos el uso de fármacos para la erradicación de enfermedades parasitarias. Nuestra misión está enfocada a equilibrar el organismo tras la aplicación de dichos tratamientos.

Desde el aspecto holístico veterinario lo más recomendable es realizar análisis o coprologías de las heces de nuestros animales para comprobar que están «limpios».

La frecuencia ideal para hacer controles de coprología sería cada tres meses. Lo aconsejable es llevar tres muestras seriadas, es decir, recogidas en días alternos y refrigeradas hasta que las llevamos al veterinario.

Una vez conocidos los resultados se podrá decidir, en consenso con el veterinario, la mejor pauta a seguir. Cada familia es un núcleo diferente y sus características definen un tipo u otro de tratamiento. Sera más estricto en el caso de familias con niños muy pequeños o personas enfermas con su sistema inmune comprometido. Y más laxo si los componentes familiares son adultos y sanos.

En el caso de los gusanos intestinales, tanto sin son planos como redondos, es aconsejable usar antihelmínticos químicos. Suelen presentarse en pastillas de administración oral y monodosis. Una pauta sencilla y con pocos efectos secundarios es usar fenbendazol durante 5 días, a la dosis que el veterinario recomiende según el peso de nuestro animal. Para acabar la desparasitación se administraría una dosis de pirantel y praziquantel en el último día del tratamiento. Las fechas más apropiadas para su administración son los días de luna llena. Tras el tratamiento se ha de comprobar que ha sido efectivo, por ello es aconsejable repetir las coprologías. Posteriormente es necesario utilizar un tratamiento natural con probióticos para restaurar la flora bacteriana intestinal. Un drenador hepático homeopático ayudara al animal a limpiar el metabolismo de los residuos que hayan podido quedar.

Si optas por los tratamientos preventivos naturales puedes usar cápsulas o jarabes cuyos ingredientes contengan: ajo, semillas de pomelo, pipas de calabaza, cúrcuma y jengibre. Otros antiparasitarios naturales son las Tierras de Diatomeas, el aceite de ricino o el neem. Los días más apropiados para la administración son los de luna llena. Por lo tanto, su uso seria mensual, durante 5 días y preferiblemente desde los dos días anteriores a la luna llena y hasta los dos posteriores.

Los riesgos a los que exponemos a nuestros animales al tratarles con antiparasitarios químicos externos compensan sobradamente los peligros que corren si son picados por una garrapata portadora de enfermedades parasitarias hemáticas (babesiosis, erlichiosis, etc.), un mosquito vector de leishmaniosis o filariosis, o una pulga cargada de huevos de Dipilidium.

Pedir consejo al veterinario de confianza siempre es positivo. Nos indicará qué tipo de producto es el mejor para nuestro caso concreto. Si hay niños en casa no es recomendable optar por los collares antiparasitarios. Los pequeños podrían tocarlos al acariciar a su animal, con lo que expondríamos a nuestros hijos a productos químicos de forma innecesaria. Hoy en día existen pipetas y pastillas para realizar tratamientos periódicamente y prevenir la picadura de los parásitos.

En el caso de ser totalmente reacio a usar productos químicos, los tratamientos naturales para los parásitos externos a usar serían *Ledum palustre 5CH* administrado en el agua de bebida, que actuaría contra mosquitos y garrapatas. La esencia de *Lambertia Formosa,* conocida como «flor del diablo de montaña», se recomienda para repeler los mosquitos. También se comercializan pipetas elaboradas con esencias naturales de aceite de árbol de té, geranio, limón, lavanda o menta que pueden utilizarse a nivel externo. Si optamos por este tipo de tratamientos hemos de revisar a nuestro perro al volver de cada paseo.

Aunque se trate de un parásito diferente merece especial mención el trato que reciben los gatos en familias donde hay una mujer embarazada. He sido testigo del abandono de felinos por miedo a que la futura madre pierda a su hijo, ya que el ginecólogo había comentado lo peligroso que es la convivencia con gatos en ese periodo de gestación. Nada más lejos de la realidad. Si la madre en cuestión tiene anticuerpos anti toxoplasma, no hay que preocuparse. En el caso de que el resultado sea negativo, antes de alarmarse, lo primero que hay que hacer es un análisis de sangre en busca de anticuerpos anti toxoplasmosis del gato que tengamos en casa. Si el resultado es negativo, nuestro animal está bien alimentado y no tiene contacto con el exterior, no está justificado el abandono por riesgo de contagio. Si el gato no lo padece, evidentemente no lo puede contagiar. En el caso de que sea positivo y la embarazada sea negativa, hay que evitar el manejo del arenero. No hay otra manera de contagiarse teniendo un gato en casa que no sea a través de la manipulación de sus heces, si el gato además, esta enfermo. Además, el periodo en el que un gato positivo de toxoplasma puede contagiarlo es muy reducido. Tras este espacio corto de tiempo los parásitos quedarán enquistados en su cuerpo y no podrá volver a expulsar ninguna forma infestante. ¡Sólo habría una manera y afortunadamente no es habitual, merendarse al gato crudo!

Aprovecho para compartir lo anecdótico de nuestra profesión en este sentido. De mis muchas compañeras veterinarias el 99% son negativas, han sido madres y no han dejado de trabajar durante el embarazo, ya que no se considera actividad de riesgo por las autoridades competentes.

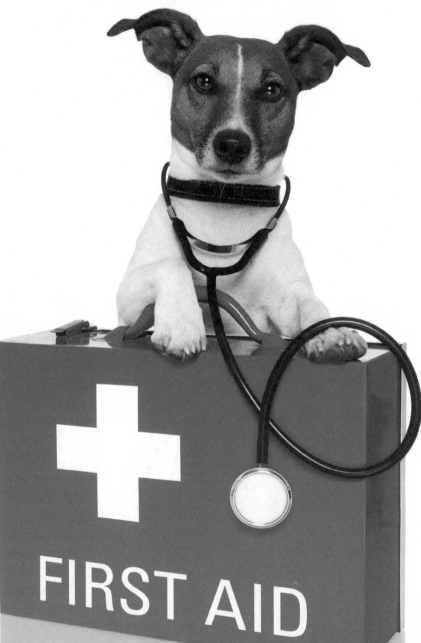

CAPÍTULO 16

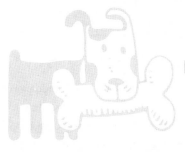

Primeros auxilios, botiquín natural y remedios caseros

En este capítulo desarrollaremos unos consejos prácticos para manejar situaciones de emergencia. Además, incluimos tratamientos con homeopatía, muy eficaces y de rápida acción. Asimismo verás al final un listado con el botiquín natural y los remedios caseros.

✚ PRIMEROS AUXILIOS

En el caso de que a nuestro animal le sucediera algo muy grave que pusiera su vida en peligro, SIEMPRE hay que acudir al centro veterinario más próximo con gran urgencia. Si te encontraras a tu animal en un estado comatoso o de shock, recuerda estos consejos para mantener su vida lo más estable posible mientras te diriges a la clínica de urgencias:

• **Observar si respira,** y vigilar que no haya nada que obstruya las vías respiratorias. A ser posible sacar la lengua hacia afuera, dejarla estirada por un lado de la boca y mirar su color. Ésta debería ser siempre rosada o levemente violácea. Nunca realizar esta acción si el animal está sufriendo una crisis epiléptica, pues podría mordernos sin tener consciencia de ello.

• **Buscar si hay latido cardíaco.** Teniendo al animal tumbado de lado, el corazón se encuentra en el tórax, justo por detrás del codo. En caso de no existir latido, se debe dar masaje cardíaco para intentar sacar al animal de la parada cardiorrespiratoria. Pregúntale a tu veterinario cómo hacerlo y practica con él en la consulta. Así, si un día lo necesitas poner en práctica, conocerás la técnica.

Recuerda SIEMPRE contactar inmediatamente con el centro veterinario al que te diriges para infórmale de lo acaecido para que así puedan tener todo preparado en el momento del ingreso. Las situaciones de emergencia pueden ser muy diversas, veamos cómo actuar en cada hipotético caso:

1. Herida sangrante: hacer presión en la zona con gasas o con algún tipo de material limpio y absorbente. En caso de que no fuera suficiente y la hemorragia sea masiva, por la probable sección de una arteria, estaría justificado realizar un torniquete, siempre entre la herida y el corazón.

2. Accidente por atropello o caída grave: intentar mantener al animal lo más inmóvil posible, con la intención de no desplazar fracturas o movilizar una columna lesionada. Transportarle en mantas y toallas, y acolchar los miembros.

3. Ingestión de algún tipo de veneno o tóxico: no provocar el vómito sin haber llamado previamente al veterinario de urgencias o al servicio de toxicología. Dependiendo del tipo de sustancia de la que se trate podríamos lesionar por quemadura química el esófago y la boca, al exponer esas mucosas de nuevo al tóxico irritante. Si la exposición al tóxico ha sido cutánea, proceder al baño lo antes posible.

4. Golpe de calor e insolación: la temperatura corporal está por encima de 40º y el animal está jadeante. Sumergir en agua fría o, si no es posible, mojar su cabeza y patas con agua helada. Si el animal está consciente, ofrecer agua o bebida isotónica para rehidratarlo.

5. Hipotermia: la temperatura corporal está por debajo de 36º. Calentar de forma progresiva con aire caliente proveniente de un secador de cabello y aplicar el calor desde las patas hacia el cuerpo. Abrigar con mantas. Sería ideal una manta de emergencia térmica oro/plata y acomodarle con bolsas de agua caliente.

✚ TRATAMIENTO DE URGENCIAS CON HOMEOPATÍA

TRAUMATISMOS

Ante cualquier tipo de traumatismo, el rey de los remedios homeopáticos es la Arnica montana, preparado de la planta fresca con el mismo nombre. Esta planta actúa en músculos y partes blandas traumatizadas por accidentes, golpes y que presenten dolor, inflamación, hematomas y dificultad en el movimiento. La potencia elegida va desde la 9CH hasta la 30CH. Las tomas deben de ser administradas cada 10 o 15 minutos al principio, para irlas espaciando conforme el animal va mejorando. También se pueden dar repeticiones muy seguidas cada 2 minutos asemejándose a un gotero intravenoso, pero usando la vía sublingual.

Otra opción como tratamiento de traumatismos en general es Traumeel® en comprimidos. Administrado por vía oral y con una pauta de dosificación de «choque» que consiste en dar repetidas dosis en un corto espacio de tiempo. El protocolo de actuación aconsejado es dar ¼ de comprimido por cada 10 kg de peso, cada hora y durante 12 horas seguidas. Al día siguiente, pautarlo en cuatro tomas al día y espaciar según la mejoría.

En los casos en los que el accidente haya dañado el tejido nervioso, como podría ser la columna vertebral, el medicamento homeopático a administrar será *Hypericum perforatum 30 CH,* ya que tiene una acción muy específica sobre las terminaciones nerviosas. Usaremos la potencia *30 CH* cada media hora durante dos horas, y después continuaremos tres tomas al día durante uno o dos días.

Para traumatismos oculares usaremos *Aconitum 30 CH.* Indicado tras la extracción de un cuerpo extraño en un ojo y si el animal presenta mucha inquietud o la conjuntiva muy enrojecida. Pautaremos una dosis cada 10 minutos durante una hora, y espaciaremos según la mejoría a una dosis tres veces al día. Si el dolor es insoportable y el animal no deja de llorar, añadir *Hypericum 30 CH.*

En el caso de los arañazos de gato que afectan la córnea, o en caso de que *Hypericum* no mejore el dolor, se debe usar *Staphysagria 30 CH* cada 30 minutos, durante dos horas. Si además hay hematoma en los párpados, el medicamento de elección a añadir sería *Ledum palustre 30 CH,* en la misma pauta que los anteriores.

Para finalizar y como norma, en cualquier tipo de traumatismo se debe aplicar frío local si el traumatismo es reciente, y si ya no está en la fase aguda, mejor aplicar calor local.

HERIDAS

En esta ocasión, la reina de los remedios homeopáticos para las heridas es otra planta: la *Calendula officinalis.* Se administra tanto de forma tópica como oral, en potencia *30 CH,* cada dos horas y espaciando al mejorar. Sus propiedades antisépticas, antihemorrágicas y cicatrizantes aumentan si la aplicación es tópica en crema o en dilución al 1% y se hace en caliente. Al igual que en el caso de los traumatismos, podemos optar por usar la fórmula Traumeel®, vía oral y en dosis de choque si la herida es extensa o muy séptica.

Si la herida es punzante y profunda, por mordedura sin laceración, pero muy dolorosa al tacto, estaría indicado el *Hypericum perforatum 30 CH*. A su vez, este medicamento tiene mayor acción antiséptica que la Caléndula, por lo que será de elección en heridas que sabemos que son sépticas, o sea, que están infectadas. Administrar cada 2-3 horas durante un día, espaciando a tres tomas diarias durante 4-5 días. Si la herida es por arañazo de gato se debe limpiar con una disolución de lejía 1/10, esto se hace disolviendo una parte de lejía en 10 de agua mineral. Es muy eficaz para evitar que el arañazo se infecte y transmita la enfermedad del arañazo felino.

En el caso de que la herida sea limpia, por un corte, usaremos *Staphysagria 9 CH*, ya que este medicamento ayuda en la cicatrización de este tipo de heridas.

Si nos encontramos con la típica herida que se han hecho ellos mismos mordisqueándose en la piel y hay una dermatitis, va muy bien poner emplastes de Arcilla verde, mezclando un poco de la arcilla en polvo con agua y aplicándola en toda la zona. Dejar secar y no retirar hasta pasadas unas horas.

HEMORRAGIAS

En caso de hemorragia podemos elegir entre *Arnica 30 CH,* si es posterior a un traumatismo, o *Phosphorus 15 CH,* si es de repetición, por ejemplo en casos de animales que padecen leishmaniosis y sangran por la nariz. Administrar siempre una dosis cada 10-15 minutos o hasta que se detenga la hemorragia. Si la sangre es venosa y oscura, administrar *Lachesis 30 CH* en la misma pauta que anteriormente.

PICADURAS DE INSECTOS

Combinaremos la aplicación de compresas impregnadas en una mezcla de *Caléndula T.M.* y *Ledum palustre T.M* (Tintura Madre).

Si sabemos que ha sido un mosquito, elegiremos *Ledum palustre 30 CH* cada 15 minutos, durante una hora. Éste es el remedio general para las picaduras de insectos, sea cual sea su naturaleza. Por lo tanto, será un medicamento del botiquín básico. También se puede administrar como preventivo de las reacciones excesivas si sabemos que nuestro perro es sensible o alérgico.

Cuando la reacción ha sido causada por la picadura de abejas o avispas se aconseja el uso de *Apis mellifica 15 CH* cada 15 minutos, durante 1 hora. Espaciar las tomas según mejoría.

QUEMADURAS

El remedio por excelencia para tratar el dolor por quemadura es el *Cantharis 30 CH.* Administrado inmediatamente tras el accidente, evitará la aparición de ampollas. Si éstas ya han aparecido, mitigará el dolor si se pauta cada 15 minutos durante una hora. A partir de ahí ir espaciando, a razón de cada hora durante las siguientes 6-8 horas y aumentando el espaciamiento según mejoría.

A nivel tópico hemos de administrarlo empapando compresas en dilución de dos gránulos en 20 ml de suero fisiológico, o bien en forma de crema de *Cantharis TM* (Tintura Madre). Si no tenemos en nuestro botiquín el Cantharis, podemos usar una clara de huevo batida o la pulpa del Aloe vera, y aplicarla en la quemadura.

INTOXICACIONES

En alguna ocasión, sobre todo en la etapa de crecimiento, nos enfrentamos a cuadros compatibles con intoxicaciones de diversa etiología, no siempre conocida. Es en estos casos donde podemos recurrir a la desintoxicación general con el uso de la *Nux vómica 9 CH,* en dosis repetidas cada quince minutos y durante dos horas. Debe ser acompañado por el subsecuente tratamiento de soporte que aplicará nuestro veterinario y que dependerá del tóxico al que haya sido expuesto. En el caso de tener un antídoto, administrarlo, y en caso contrario, tratar la sintomatología que presenta el animal con rehidratación si hay vómitos, estabilización de la temperatura corporal, etc.

Si sabemos cuál es el tóxico ingerido, podremos elegir alguno de los medicamentos listados a continuación, pautados en tres dosis diarias:

1. Insecticidas: administrar *Nux vomica 30 CH,* o *Phosphorus 30 CH.* Si son organofosforados, la elección es *Arsenicum album 15 CH.*

2. Raticidas de tipo cumarínico: usar *Lachesis 30 CH.*

3. Barbitúricos o plomo: utilizar *Opium 9 CH.*

4. Metales pesados: pautar *Pulsatilla 30 CH.*

5. Alimentos en mal estado: elegir *Arsenicum album 30 CH.*

En todos los casos, y para ayudar a aumentar la velocidad de eliminación del tóxico, podemos usar los dos siguientes medicamentos biorreguladores en una dosis de 1 gota/kg, cada hora y durante 2 horas en la fase aguda. Mantener después una dosis cada 3-4 horas y espaciar al mejorar:

1. *Nux vómica-Homaccord®* ampollas, si hay síntomas digestivos.

2. *Berberis Homaccord®* ampollas, si necesitamos potenciar las vías biliares o urinarias para excretar el tóxico.

3. *Cardus compositum®* ampollas, si necesitamos detoxificar el hígado.

4. *Mucosa compositum®* ampollas, si ha habido daños en la mucosa oral, esofágica, del estómago o intestinos. Es de gran ayuda en la cicatrización de las mucosas.

BOTIQUÍN NATURAL Y DE REMEDIOS CASEROS

En el botiquín básico de remedios naturales y homeopáticos, deberíamos contar siempre con los siguientes productos:

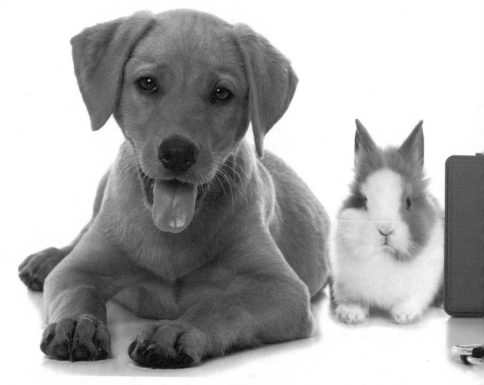

MEDICAMENTOS HOMEOPÁTICOS UNITARIOS	MEDICAMENTOS BIORREGULADORES	REMEDIOS CASEROS
Aconitum 30 CH Apis mellifica 15 CH Arnica 30 CH Arsenicum album 30 CH Cantharis 15 CH y 30 CH Hamamelis 9 CH Hyperycum perforatum 30 CH Lachesis 30 CH Ledum palustre 30 CH Nux vomica 9 CH Opium 9 CH Phosphorus 30 CH Ruta graveolens 30 CH Pulsatilla 9 CH Crema de Cantharis TM	Berberis Hommacord® ampollas Nux vomica® ampollas Traumeel® comprimidos Cardus compositum® ampollas Mucosa compositum® ampollas	Aloe Vera Clara de huevo Lejía Arcilla verde

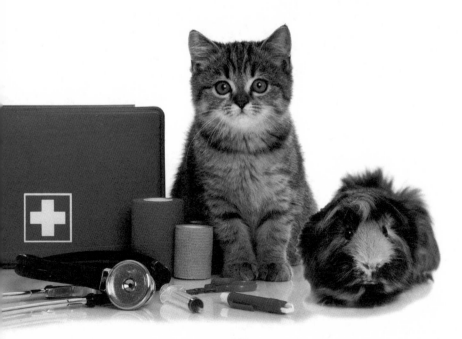

CAPÍTULO 17

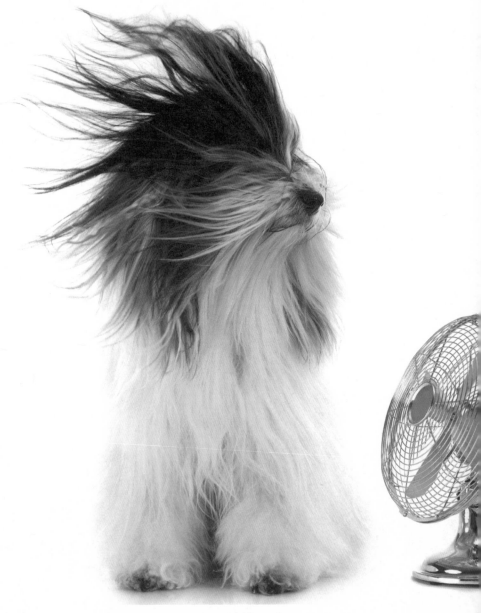

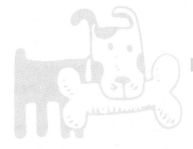

Higiene y
belleza natural

Tan importante como la alimentación es llevar a cabo unos correctos hábitos de higiene. Que tus animales estén aseados es tan trascendental para su salud como para la del resto de tu familia. Mantener la piel y el pelaje de tu perro o gato impecable es sencillo, pero requiere un poco de paciencia y constancia. El pelo y la piel de tu animal necesitan unos cuidados especiales dependiendo de su especie, raza, tipo de pelo, sensibilidad, época del año o enfermedades dermatológicas.

La base para un pelaje sano es el cepillado diario. En épocas de muda, si la raza lo requiere, será necesario cepillar dos veces al día para retirar el manto de lana, evitar irritaciones y aliviar el calor que produce seguir llevando «la ropa de invierno» si ya han subido las temperaturas.

Además de cuidar su pelaje, hay otras rutinas a las que debes iniciar cuanto antes a tu cachorro, gatito o conejito: la limpieza diaria de los ojos, revisión de oídos, cepillado de dientes y vigilancia del estado de sus almohadillas y uñas. Son cuidados indispensables para que tus amigos peludos luzcan bellos y relucientes.

Algunos animales no son muy amigos del baño, sobre todo si no les hemos acostumbrado desde pequeñitos, momento en el que son más receptivos a todas las rutinas de higiene. A continuación detallamos algunos consejos útiles para que tu amigo presente un aspecto limpio, brillante y sano.

Recuerda que no es beneficioso que bañes a tu animal muy frecuentemente. En principio, una vez al mes es suficiente, aunque siempre pueden aparecer situaciones imprevistas por la que necesiten con urgencia una buena ducha.

El baño debe comenzar con un cepillado previo. Es importante que nosotros estemos relajados para transmitirle calma y confianza al animal. Que sienta a través de nuestras caricias que su baño lo concebimos porque le queremos y que es algo bueno a lo que se tiene que entregar, aunque no le guste. Muestra tu voz en un tono suave. Con ellos hay que actuar con firmeza, pero también con mucho amor y delicadeza.

La temperatura idónea para bañar a tu fiel compañero ha de ser templada y agradable, como si fueras a bañar a un bebé. Si tu perro es pequeño, puedes utilizar una bañera infantil. Ahorrarás agua y él se sentirá más cómodo. Para los gatos, conejos, cobayas y otros pequeños animales resulta muy cómodo bañarlos en un barreño por ejemplo. Es importante que el baño se realice siempre en el mismo lugar, así tu peludo sabrá que es el momento higiene y que no hay posible negociación al respecto. Es conveniente que coloques una toalla en el fondo de la bañera para evitar que el animal se resbale, lo que puede provocarle mayor sensación de inseguridad. Además, de esta forma evitarás que sus fuertes uñas arañen la bañera.

A la hora de lavar la cara del animal lo mejor es usar un paño mojado con agua, para evitar que el jabón le entre en los ojos. Durante el aclarado no escatimes el tiempo, ya que si quedan restos de champú podrían provocar picores posteriores y alergias.

Protege siempre sus delicadas orejas. El agua puede ocasionar problemas en sus oídos que pueden llegar a ser graves. En el perro son la parte que peor huele, por ello, es imprescindible lavarlas con mucho cuidado y secárselas suavemente. Existen champuses específicos para esta frágil zona del animal. Si tu perro es muy sensible prueba a ponerle un trocito de algodón a modo de tapón, para que no le entre ni agua, ni jabón.

En el caso de los gatos, destacar que estos animales manifiestamente limpios se lavan constantemente con su áspera lenguota. Siempre prefieren su propia limpieza a la que nosotros les proporcionamos. A la mayoría de los mininos les horroriza sentirse mojados, ni soportan que los refroten con jabón, robándoles su preciado aroma natural. Sin embargo, no todos los gatos le tienen miedo al agua, hay algunos a los que les encanta. Es el caso de la raza Turco Van, que se vuelven locos jugando en el agua. Algunos veterinarios no son partidarios de los baños para felinos, puesto que se puede desestabilizar la protección natural que tiene su pelo. Sin embargo, en ocasiones nos encontramos con circunstancias en las que es completamente necesario un baño para compartir hogar con ellos. Siempre se debe usar un champú específico para gatos y no utilizar cualquiera de los nuestros.

Es importante que tengas en cuenta que el pH de la piel de los perros es alcalino, mientras que el nuestro es ácido. Por este motivo se han creado especialmente para ellos productos de cosmética diferentes a los que nosotros utilizamos. No recurras a un champú para humanos, ya que puede producirle irritación, caída del pelo, malestar por sequedad e, incluso, caspa.

Cuando hayas finalizado el baño envuelve al animal en una toalla de algodón y quita todo el exceso de agua. En las épocas invernales deberás secarle con el secador. Evita dirigir el chorro de aire directamente sobre la piel para no producir quemaduras, ni irritaciones.

A veces deseamos bañar a nuestro amigo y no tenemos champú de animales o sencillamente ha llegado el momento de cambiar hacia una opción más natural. En otras ocasiones nos encontramos con animales que son intolerantes a los ingredientes químicos presentes en este tipo de fórmulas. Colorantes, aromas, espumantes y emulgentes de origen artificial que no son tolerados por todos ellos. En cualquiera de estos casos toma nota de alguna de las recetas que te detallamos a continuación. Al elaborar sus champuses caseros te asegurarás de que no contienen ingredientes peligrosos para él o contaminantes para medio el ambiente.

Puedes improvisar un rápido champú para tu perro mezclando una taza de infusión concentrada de romero con cuatro cucharadas de vinagre de manzana y un trozo de jabón neutro rallado. El romero aromatiza, da brillo al pelo y evita que se acerquen visitantes indeseados. Esta planta tiene vitamina A, C, B2, B6, hierro, magnesio, fósforo, zinc, calcio y otros antioxidantes capaces de fortalecer el pelo del animal. Recuerda que para hacer la infusión has de añadir las hierbas cuando el agua rompa a hervir. Después apaga el fuego, tapa el recipiente y deja reposar durante 10 minutos. Posteriormente, cuela la infusión. Añade el jabón rallado y revuelve la mezcla caliente hasta disolver. Una vez frío, incorpora el vinagre de manzana.

CHAMPÚ DE ÁRBOL DE TÉ

Desde épocas remotas los aborígenes de Australia han utilizado las hojas del Árbol de Té para aliviar diferentes enfermedades, mejorar el estado de la piel, e incluso, llevar a cabo rituales de belleza. El origen de su uso se debe a la tribu de los *Bundjalung,* habitantes del norte de Nueva Gales del Sur (Australia). No hay que confundir el Árbol de Té *(Melaleuca Alternifolia)* con la planta que se usa para hacer tradicionalmente el té *(Camellia).* El aceite esencial del Árbol del Té posee un potente efecto antiséptico, bactericida, fungicida, antivírico, cicatrizante y anti-inflamatorio. Tiene un enorme potencial para eliminar pulgas, pero nunca ha de aplicarse sobre la piel del animal sin diluir. Añade al champú que usas habitualmente unas gotas de aceite de Árbol de Té. Diluido en agua sirve también como insecticida. No usar nunca en gatos.

LIMPIADOR NATURAL

Puedes preparar un útil limpiador casero para utilizar entre baño y baño, simplemente mezclando vinagre de sidra con agua. Guárdalo en un frasco pulverizador y rocía a tu animal con la precaución de que no le entre en los ojos. Acto seguido cepilla abundantemente.

CHAMPÚ EN SECO

Si lo que buscas es un limpiador en seco, muy útil en cachorros cuando aún no es recomendable bañarlos porque no hayan recibido su primera vacuna, puedes extender bicarbonato por todo el pelo, dejarlo actuar unos minutos y luego cepillar para eliminar todos los restos. El bicarbonato combate los malos olores y absorbe la suciedad. En razas de pelo blanco también se pueden usar polvos de talco.

CHAMPÚ DE AVENA

Si tu perro tiene la piel sensible, padece alergias cutáneas, dermatitis o aún es cachorro, el champú de avena es una magnífica opción. La avena es un cereal perfecto para cuidar la piel de los animales. Humecta en profundidad, calma las irritaciones y tiene efecto antiinflamatorio. Habitualmente puedes encontrarlo en tu tienda de animales, pero también puedes elaborarlo fácilmente. Necesitaras una taza de harina de avena integral, preferiblemente de cultivo ecológico. Cuatro cucharadas de bicarbonato de sodio y un vaso de agua caliente. Mezcla todos los ingredientes. Es preferible que la mezcla quede muy espesa para que arrastre la suciedad. Espera a que el champú se enfríe antes de utilizarlo. Aclara abundantemente.

Recuerda que si tu perro tiene afecciones cutáneas deberás comentárselo a tu veterinario de confianza, para que diagnostique el problema y te pueda recomendar un tratamiento en el caso de que fuera necesario.

CHAMPÚ PARA PERROS

Con una taza de champú para perros, una cucharada de pulpa de Aloe vera, media taza de vinagre de manzana y una taza de agua puedes obtener un champú excelente para tu perro. Si quieres puedes agregar unas gotas de glicerina a la mezcla, lo que ayudará a hidratar la piel del animal.

CHAMPÚ ANTI-PULGAS

El aceite de eucalipto resulta desagradable para algunos parásitos, por ello es eficaz para prevenir el contagio de pulgas, creando, además, una fina barrera protectora. Mezcla quince gotas de aceite de eucalipto con media taza de agua y una cucharadita de champú de perros.

• **El crisantemo** también es una planta perfecta para eliminar las pulgas de forma natural, ya que es uno de los productos que mejor actúan como repelentes. Puedes encontrarla en aceite esencial. Las piretrinas naturales que contiene son idóneas para preparar un champú anti pulgas. Diluye diez gotas de este aceite en dos cucharadas soperas de agua y añade otras dos de champú para perros.

• **La lavanda** es un buen repelente de parásitos e insectos. Puedes utilizarlo como preventivo para evitar la infestación. Siempre hay que usarlo diluido como todos los aceites esenciales. Es muy importante impedir que este o cualquier otro aceite esencial entre en contacto con los ojos.

Estos son otros ingredientes habituales para elaborar fórmulas de belleza animal:

• **El vinagre de manzana** se obtiene de esta fruta a través de su fermentación, transformando los azúcares de la manzana en ácido málico y acético. Es más

153

suave que el de uva y tiene propiedades desinfectantes y ahuyentadoras de los parásitos. También elimina el mal olor y desinflama las encías.

• **El aceite de almendras dulces** aporta efecto hidratante, nutritivo y protector. Contribuye a suavizar y flexibiliza el pelo, dejándole nutrido y luminoso. También ayuda a eliminar eczemas e irritaciones cutáneas.

• **El aceite de coco** se utiliza para nutrir y abrillantar los pelajes carentes de brillo natural. Ha de utilizarse en muy pequeñas cantidades para no engrasar la piel del animal. Frota unas gotas entre tus manos y acaricia su pelo suavemente. Le impregnará de una aroma tan delicioso que te lo comerás a besos.

• **La arcilla blanca o caolín** es una tierra extraordinariamente terapéutica, desinfectante, revitalizante, remineralizante y calmante. Es inodora y tiene un gran poder absorbente. Además, no es tóxica, ni abrasiva.

• **El aceite de rosa mosqueta** es hidratante, regenerante, antioxidante y cicatrizante. Es ideal para eliminar las sombras cobrizas que se establecen alrededor de los ojos y de la boca del perro por acción bacteriana.

• **El aceite de argán** se extrae de la pepita del fruto de un árbol llamado *Argania Espinosa,* que crece principalmente en Marruecos. Su uso es habitual entre las mujeres beréberes. Es un fluido regenerador, hidratante y nutritivo. Regenera y nutre la epidermis. Por sus efectos cicatrizantes es óptimo para aplicar sobre picaduras, heridas y abrasiones en la piel de vuestro perro. También dejará su manto brillante y hermoso.

• **El aceite de árbol de té** es excelente para mantener alejados a los bichitos invasores de la piel de nuestros peludos caninos. No se puede usar en los felinos, pues les resulta tóxico. Es perfecto para infecciones cutáneas, dermatitis, caspa y algunos tipos de hongos.

Respecto al baño de los conejos existen muchas hipótesis contradictorias. Por naturaleza son animales extremadamente limpios, que apenas huelen si se les mantiene el lecho en buenas condiciones. El mayor problema a la hora del baño es que son muy asustadizos y un baño equivale a someterles a una dosis de estrés y ansiedad innecesaria en la mayoría de las ocasiones. Los conejos tienen la piel extremadamente sensible, por ello son los destinatarios de todos los *testing* de laboratorio. Si es imprescindible bañarlo, procura que sea en verano, porque el uso del secador es una tortura para ellos y, además, son animales que se resfrían con facilidad. El secado con una toalla de algodón es imperativo. Existen jabones específicos para el cuidado de su piel. Nunca utilices tu gel de baño, casi con toda seguridad será excesivamente abrasivo para su delicada piel.

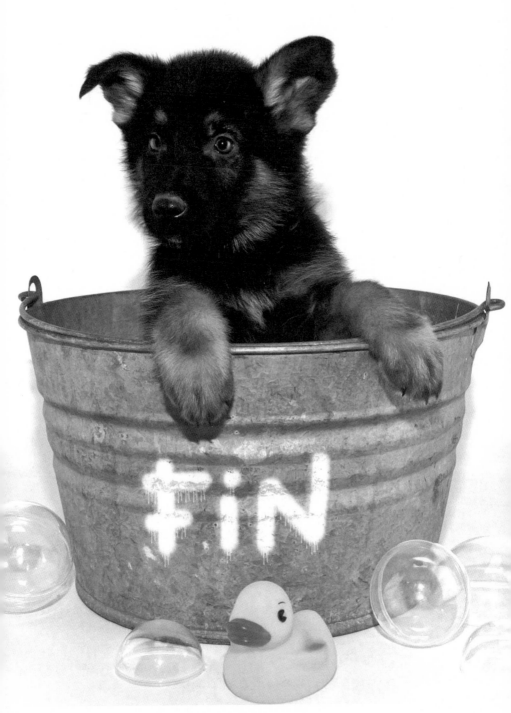

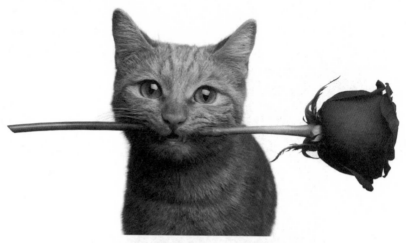

AGRADECIMIENTOS

Para Alejandro, mi hijo, mi sueño, mi tesoro y principal ilusión en la vida. Con todo el amor del mundo agradezco **a tía Pili** su ejemplo como persona bondadosa y ser tan compasivo y cariñoso con los animales.

A mis abuelos, por inculcar en mí ese amor por la naturaleza y los animales.

A mi súper mami, por haber compartido ese amor por todos «mis animalitos»: perros, gatos, cobayas, saltamontes, tortugas...incluso hasta un pequeño murciélago que conseguimos sacar hacia delante. Y sobre todo, por haberme guiado por el camino de la vida sana y natural.

A Andrés, por haber cuidado y querido a todos los animalitos que hemos compartido como «papis».

A Montserrat Peinado por haberme ayudado tanto con el cuidado veterinario de Dakota y por haberse animado a vivir juntas esta aventura literaria.

Aprovecho para expresar mi agradecimiento a todos **los voluntarios de las protectoras de animales,** por esa loable labor que realizan y que los encumbra a calidad de ángeles de los animales. A aquellos que en cualquier rato libre acuden a pasear a esos perros que no tienen la suerte de tener una familia digna que les quiera.

Y especialmente a Belén... de la protectora de la localidad alicantina La Nucia, por haberme unido con Kínder y en reconocimiento al continuado trabajo incansable de cuidado, protección y defensa de esos animalitos que acaban lamentablemente, día a día, abandonados a su suerte.

«Ser agradecidos es de ser bien nacidos» era un dicho que sonaba en mis oídos de boca de mis abuelos. Valgan estas líneas para agradecer a todas las personas y animalitos que han colaborado en mi vida de modo que hoy pueda ejercer mi linda profesión con todo el amor que siento por los animales y aplicando el conocimiento desde este amplio enfoque de respeto.

En ese vasto grupo están incluidos, por supuesto, **mis padres, hermanos e hijos,** por apoyarme siempre en todos mis proyectos.

A **Maripi Gadet** por ayudarme a sacar a la luz este libro que llevaba tiempo gestándose en mi interior.

A **mis profesores de la Facultad de Veterinaria de Córdoba** y a los compañeros de la clínica veterinaria Viana de Córdoba, donde aprendí a usar mi intuición.

A **mis maravillosas socias en el Hospital VeterSalud La Creu y Darlings de la Creu en Alfaz del Pí, y La Creu II en La Nucía, Saray y Mari.** A todos mis empleados en esos centros por colaborar en mi desarrollo profesional.

Al **farmacéutico Miguel Cano** que sembró en mí la semilla de la búsqueda.

A **mis primeros maestros en Homeopatía Veterinaria** a través de la IAVH en Zaragoza, como son el Dr. Carlos Ferro (ya en el cielo), el Dr. Françoise Madin y el Dr. José Ramón Torre Blázquez.

A **los compañeros** junto a los que se creó el primer grupo de trabajo de Medicinas Biológicas en el seno de AVEPA, allá por el año 1999 en Santiago de Compostela. Allí estaban Joan y Sonsoles Pons, Íñigo Campillo y mi buen amigo Siscu Minguell que ya me recomendaba que comenzara a estudiar Medicina Tradicional China.

A **mis profesores de la Facultad de Medicina de Murcia** donde acabé mi Especialización en Homeopatía, el Dr. Pedro Castejón y el Dr. Fernando Pascual.

Al profesorado de la UAB donde cursé mis primeros estudios en Acupuntura Veterinaria.

Al Chi Institute of Europe en general y en especial a Dr. Xie, maestro de maestros.

A **mis increíbles socias del Centro Veterinario Integra en Majadahonda,** Lorena Lloret, María Suárez y Sara Salgado, ya que allí me pude desarrollar como veterinaria holística e integrativa.

Quiero mencionar con mucho cariño al **grupo de veterinarios y amigos que formamos Inspiración Consciente:** Íñigo Campillo, Ascen Font, Manuel Ángel Vera, Rocío Tiernes, Cristina Pardo y África Muntané. Asimismo a Juan Luis y Guillermo Amor e Inma Torricelli, colaboradores en el capítulo de desparasitación y Xavier Nofre, experto en plantas, quien me ha dado material para el capítulo de Fitoterapia.

Y por último a mi cómplice y amigo Roger, quien además ha colaborado en la revisión de este manual.